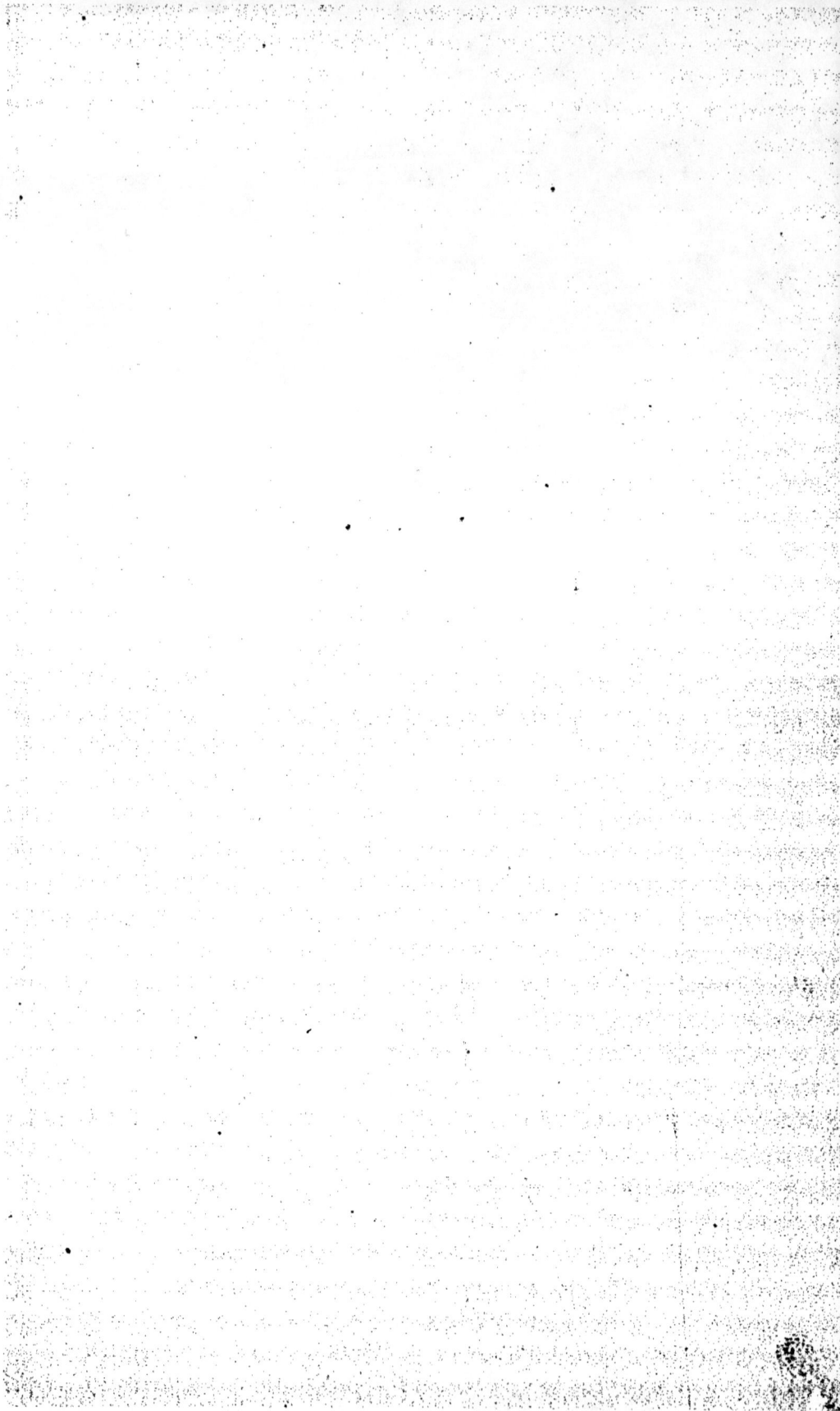

Docteur F. PERSIN

DU TRAITEMENT CONSERVATEUR

DE

L'INVERSION CHRONIQUE

DE L'UTÉRUS

MONTPELLIER
IMPRIMERIE CENTRALE DU MIDI
(HAMELIN FRÈRES)
—
1896

DU TRAITEMENT CONSERVATEUR

DE

L'INVERSION CHRONIQUE

DE L'UTÉRUS

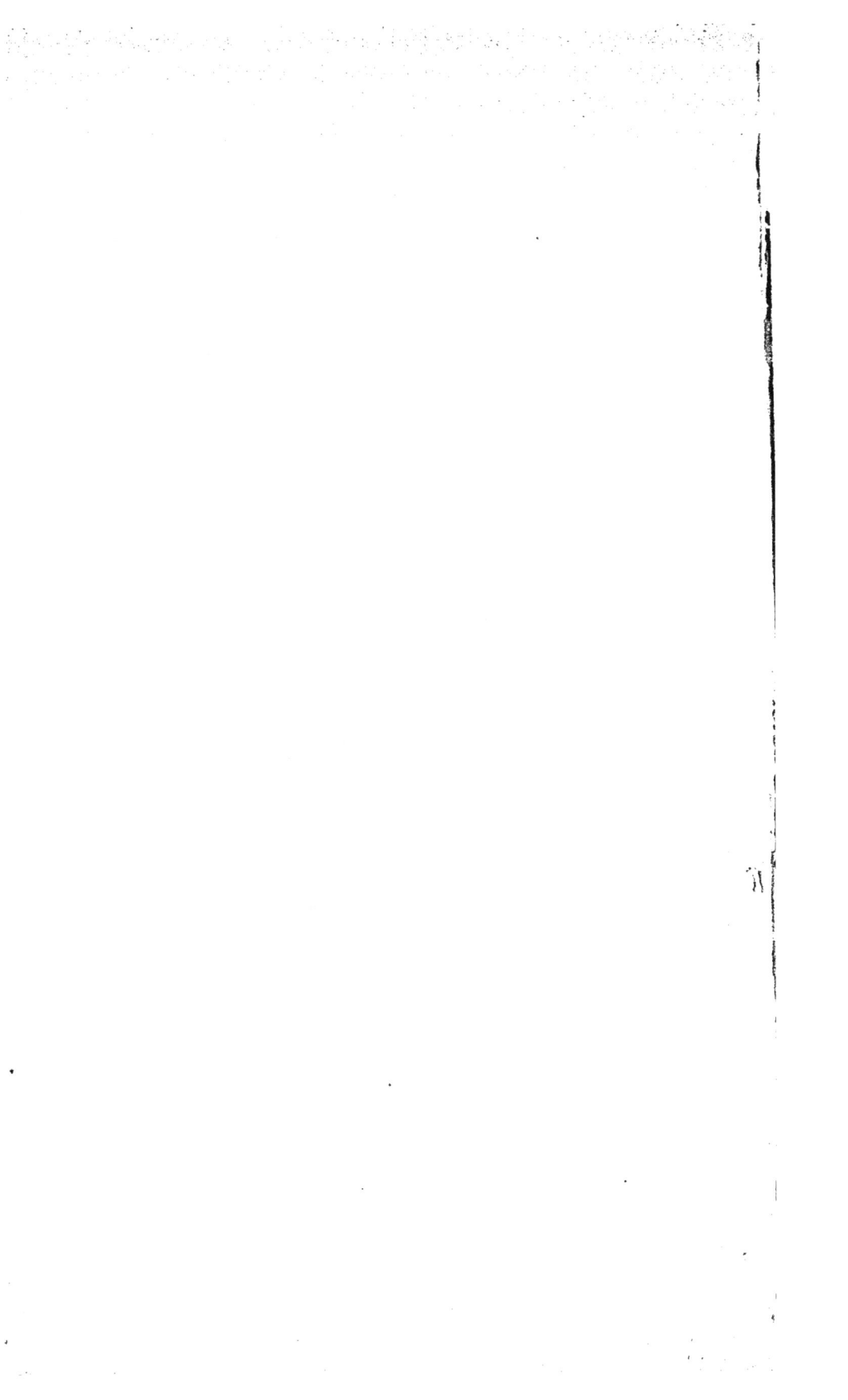

DU TRAITEMENT CONSERVATEUR

DE

L'INVERSION CHRONIQUE

DE L'UTÉRUS

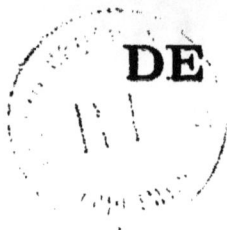

PAR

Le Docteur F. PERSIN

Ancien externe des hôpitaux de Montpellier (Concours 1891)
Ancien interne des hôpitaux d'Avignon (Concours 1893)

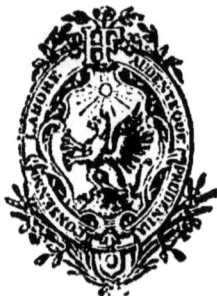

MONTPELLIER
IMPRIMERIE CENTRALE DU MIDI
(HAMELIN FRÈRES)

1896

PERSONNEL DE LA FACULTÉ

MM. MAIRET (✻)............. Doyen
CARRIEU.............. Assesseur

PROFESSEURS

Hygiène..	MM. BERTIN-SANS.
Clinique médicale.............................	GRASSET (✻).
Clinique chirurgicale..........................	TEDENAT.
Clinique obstétricale et gynécologie	GRYNFELTT.
Thérapeutique et matière médicale..........	HAMELIN (✻).
Clinique médicale.............................	CARRIEU.
Clinique des maladies mentales et nerveuses.......	MAIRET (✻).
Physique médicale............................	IMBERT.
Botanique et histoire naturelle médicale	GRANEL.
Clinique chirurgicale..........................	FORGUE.
Clinique ophtalmologique.....................	TRUC.
Chimie médicale et pharmacie................	VILLE.
Physiologie...................................	HEDON.
Histologie....................................	VIALLETON.
Pathologie interne............................	DUCAMP.
Anatomie	GILIS.
Opérations et appareils.......................	ESTOR.
Médecine légale et toxicologie	N...
Id. SARDA (Ch. du c.)	
Anatomie pathologique........................	N...
Id. Bosc (Ch. du c.)	
Microbiologie.................................	N...

PROFESSEURS HONORAIRES : MM. JAUMES, DUBRUEIL (✻), PAULET (O ✻).

CHARGÉS DE COURS COMPLÉMENTAIRES

Clinique annexe des maladies des enfants.	MM. BAUMEL, agrégé.
Accouchements	PUECH, agrégé.
Clinique ann. des mal. syphil. et cutanées..	BROUSSE, agrégé.
Clinique annexe des maladies des vieillards.	ESPAGNE, agrégé libre.
Pathologie externe...........................	N...

AGRÉGÉS EN EXERCICE :

MM. BAUMEL	MM. LAPEYRE	MM. VALLOIS
BROUSSE	MOITESSIER	MOURET
SARDA	BOSC	DELEZENNE
LECERCLE	DE ROUVILLE	GALAVIELLE
RAUZIER	PUECH	

MM. H. GOT, secrétaire.
F.-J. BLAISE, secrétaire honoraire.

EXAMINATEURS DE LA THÈSE : } MM. GRYNFELTT, président.
FORGUE.
PUECH.
VALLOIS.

La Faculté de médecine de Montpellier déclare que les opinions émises dans les Dissertations qui lui sont présentées doivent être considérées comme propres à leur auteur ; qu'elle n'entend leur donner ni approbation ni improbation.

A MON PÈRE ET A MA MÈRE

A MON FRÈRE

A MON PARRAIN

MONSIEUR LE DOCTEUR ARLES
ET A MADAME ARLES

A MA FAMILLE

A MES AMIS

F. PERSIN.

INTRODUCTION

Trois découvertes relativement récentes, l'anesthésie, l'hémostase et l'antisepsie, viennent de révolutionner profondément la chirurgie. Mais, comme il est inhérent à la nature humaine d'abuser même des meilleures choses, on devait bientôt arriver à l'excès et cette branche de la médecine, forte de ces nouvelles découvertes, n'allait pas tarder à se corriger d'une timidité jusqu'alors légitime, pour devenir presque hardie. Le pas fut bien vite franchi ; et l'on vit, à côté même de chirurgiens qui méditaient longuement avant de se résoudre à la moindre intervention, se former toute une cohorte de gens confiants que rien n'arrêtait plus.

A ces sortes de révolutions violentes succèdent souvent et à bref délai des réactions sérieuses. C'est ce qui est arrivé pour la chirurgie qui, s'arrêtant bien vite sur la pente où semblait devoir l'entraîner fatalement son enthousiasme, devient de nos jours, tout en restant sûre d'elle-même, fortement conservatrice.

Nous sommes heureux de suivre cette voie nouvellement tracée ; et c'est dans ce but, que nous avons accepté volontiers l'idée qui nous a été suggérée par notre maître, M. le profes-

seur agrégé Puech, de nous occuper dans notre thèse inau-
gurale du traitement conservateur de l'inversion chronique
de l'utérus.

Les conseils de maîtres autorisés sont certainement chose
précieuse ; mais qui de nous ignore combien plus grande encore que leur influence est celle qu'exerce sur nous notre propre expérience ? Un seul fait bien observé entraîne plus facilement notre conviction que de nombreux conseils : c'est ainsi
qu'un cas intéressant et dont il sera ultérieurement question,
recueilli par M. le professeur agrégé Puech, à la clinique d'accouchements de M. le professeur Grynfeltt, a été pour lui le
point de départ d'une série de recherches qu'il a bien voulu
nous communiquer en nous indiquant dans quel sens elles
avaient été faites et comment on pouvait les continuer.

Nous étudierons dans un premier chapitre les quelques
notions que nous fournissent les classiques sur l'inversion
utérine, et particulièrement sur l'inversion chronique. Un
second chapitre sera réservé à l'exposition d'un certain nombre de cas d'inversion, du traitement qui a été employé, des
résultats qui ont été obtenus. Nous essaierons dans un troisième chapitre de discuter ce traitement et de tirer de cette
discussion quelques conclusions pratiques. Nous verrons alors
qu'on ne doit jamais être absolu, surtout en médecine ; que,
pour diverses raisons, le traitement conservateur peut quelquefois rester sans résultat, et qu'il doit alors céder le pas
à une intervention plus radicale.

Dans un dernier chapitre, nous exposerons le plus clairement possible nos conclusions.

Avant d'entrer dans le cœur même de notre sujet, il nous

reste un devoir bien doux à remplir : celui de remercier ceux qui nous ont fait. Nous avons eu à la Faculté des maîtres éminents et dévoués (et nous ne saurions échapper au désir de mentionner spécialement MM. les professeurs Grasset, Carrieu et Dubrueil, dont nous avons été l'externe) ; qu'ils daignent recevoir tous ici l'hommage public de notre profonde reconnaissance. A l'enseignement des maîtres de Montpellier, ont succédé les leçons pratiques des maîtres de l'Hôpital d'Avignon ; leur souvenir restera profondément gravé dans dans notre mémoire, parce qu'ils ont su être à la fois des maîtres et des amis. Enfin, nous ne saurions trop remercier M. le professeur Grynfeltt, qui a bien voulu nous faire l'honneur de présider notre thèse. Quant à M. le professeur agrégé Puech, nous n'oublierons jamais avec quel empressement et quelle bonne grâce il s'est mis à notre disposition pour nous offrir un sujet d'étude, nous faire part des nombreuses obser-vations qu'il avait déjà recueillies sur ce sujet, et nous guider dans nos recherches ultérieures.

DU TRAITEMENT CONSERVATEUR

DE

L'INVERSION CHRONIQUE

DE L'UTÉRUS

CHAPITRE I

DE L'INVERSION UTÉRINE

On appelle inversion utérine, le retournement de l'utérus en doigt de gant, retournement pouvant présenter divers degrés, et se faisant de telle sorte que c'est le fond de l'organe et non le col qui forme la partie inférieure de la tumeur.

Sans être une rareté pathologique, l'inversion utérine est loin d'être une affection fréquente : on en observerait un cas sur dix mille accouchements, d'après Auvard ; un sur cent quatre-vingt-dix mille, d'après Beigel.

L'hérédité, l'âge, la profession, ne paraissent avoir aucune influence sur son développement. En est-il de même du nombre de grossesses ? Les classiques sont muets sur ce point.

Deux grandes causes surtout lui donnent naissance. Ce sont, d'une part, l'accouchement, d'autre part, les tumeurs

utérines et en particulier les fibromes utérins sous-muqueux ;
si bien qu'on a décrit, au point de vue étiologique, une inversion puerpérale et une inversion apuerpérale.

La pathogénie de cette affection a donné lieu à plusieurs
théories.

Pourquoi être exclusif? Pourquoi ne vouloir adopter
qu'un mécanisme, alors que chacun répond probablement à
une partie de la vérité et ne pêche que par son absolutisme?
Nous accepterions volontiers toutes ou presque toutes les
théories pathogéniques que l'on a créées à la condition de les
classer et de reconnaître à chacune d'elles une valeur diffé-
rente.

Un fait qui frappe tout d'abord, c'est le moment où se produit généralement l'accident. La délivrance, lisons-nous dans
bon nombre d'observations, tardait à se faire ; l'accoucheur
ou la sage-femme, ayant pratiqué sur le cordon des tractions
intempestives, la sortie du placenta fut suivie d'une douleur
violente et d'une hémorragie grave : l'inversion était produite.
Il semble donc que les tractions sur le cordon aient une
influence plus importante peut-être qu'on n'est généralement
porté à le croire. On nous objectera sans doute que des tractions violentes sur le cordon sont pratiquées journellement,
alors que l'inversion utérine est une chose assez rare. L'ob-
jection est exacte; mais, sans vouloir accuser les tractions de
produire à elles seules l'inversion, il nous semble impossible
de leur refuser une place importante parmi les causes déter-
minantes.

On a aussi cherché l'explication de l'inversion dans la pression exercée par l'accoucheur sur l'utérus à travers la paroi
abdominale au moment de la délivrance. Sans vouloir absolument nier ce mécanisme, nous le croyons fort rare, étant
donné que ces pressions, transmises par la paroi abdominale
à l'utérus tout entier et non à un seul point, doivent agir sur-

tout comme excitant et avoir pour premier effet de faire contracter l'utérus en masse.

On a parlé d'adhérences du placenta nécessitant, pour produire le décollement du délivre, des tractions vives. Le fait est possible, probable même, mais ne doit pas être trop généralisé.

Nous en dirons autant de la théorie qui veut que l'inversion utérine ait pour cause une paralysie partielle de l'utérus siégeant au point même qui est inversé.

On a encore accusé les contractions abdominales et les efforts de toute sorte, toux, mixtion, défécation.

Peut-être y a-t-il du vrai dans toutes ces théories.

Une explication qui paraît plus probable, c'est que l'inversion soit due à la contraction utérine elle-même, qui, d'après certains auteurs, pourrait être irrégulière.

Mais nous pensons que cette cause, au lieu d'être le point de départ de l'inversion, a plus souvent pour effet de la faire progresser lorsqu'elle existe déjà.

Au-dessus de toutes ces causes, qui ont pu être chacune le point de départ d'un certain nombre d'inversions, nous trouvons deux conditions que nous croyons, avec beaucoup d'auteurs, être à peu près indispensables pour qu'une inversion se produise.

Il faut d'abord que l'utérus soit augmenté de volume. L'on comprendrait, en effet, difficilement comment un utérus normal, qui présente toujours un certain volume, peut se retourner plus ou moins complètement et pénétrer dans sa propre cavité qui est virtuelle.

Il faut, en second lieu, que ses parois soient amincies et diminuées de consistance. Cette seconde condition est moins souvent réalisée dans les cas de fibromes; aussi voyons-nous que, pour cinquante inversions dues à des fibromes, trois cent cinquante sont consécutives à des accouchements.

Or, que se passe-t-il dans le cas de grossesse ? Nous savons que les fibres musculaires d'un utérus gravide augmentent à la fois de nombre et de volume et même, d'après certains auteurs, deviennent striées. Mais nous savons aussi que cette augmentation de nombre et de volume ne se fait pas régulièrement ; ce qui explique comment certains anatomopathologistes de valeur ont pu être en désaccord, les uns prétendant que l'utérus gravide avait des parois plus épaisses que l'utérus normal, les autres soutenant le contraire. Si donc un des points de la surface utérine est plus faible, moins consistant que les autres, nous comprendrons facilement qu'il puisse, au moment de l'accouchement ou de la délivrance, suivre le contenu utérin, si l'on exerce sur ce contenu la moindre traction (tractions sur le cordon). Qu'arrive-t-il alors ? C'est que l'utérus, qui a déjà grande tendance à se contracter, excité par cette partie de lui-même qui s'est invaginée et qui joue le rôle de corps étranger, se contracte de plus belle pour l'expulser et complète plus ou moins l'inversion. Telle est l'explication qui nous a paru la plus légitime. Dans les cas de fibromes, nous donnerions volontiers une importance un peu plus grande à la théorie mécanique et croirions que les tractions du fibrome sur la paroi utérine soient une cause importante, aidée encore ici de la contraction de l'utérus.

Au point de vue anatomo-pathologique, on distingue, dans l'inversion utérine, divers degrés que les classiques ramènent généralement au nombre de trois.

Au premier degré, on se trouve en présence d'une inversion intra-utérine ; la partie inversée est tout entière contenue dans l'utérus lui-même ; le fond de la matrice n'a pas franchi l'orifice externe. Les désordres peuvent être plus graves, la partie inversée peut être plus volumineuse, au point de se trouver à l'étroit dans la cavité utérine, de franchir l'orifice externe et de venir faire saillie dans le vagin, sans toutefois dépasser l'orifice vulvaire : c'est l'inversion au second degré. Que le fond de l'utérus, accompagné ou non de prolapsus du vagin, dépasse la vulve et vienne faire saillie à l'extérieur et nous nous trouverons en présence de l'inversion au troisième degré.

La symptomatologie de l'inversion utérine s'accommode mal des diverses divisions que nous avons données jusqu'ici ; et il est préférable, pour l'étudier, de diviser l'inversion en inversion aiguë et inversion chronique.

De l'inversion aiguë, nous dirons peu de chose. Ordinairement consécutive à une délivrance, elle se produit brusquement et s'accompagne d'une douleur très vive, de vomissements, et quelquefois de syncope. L'hémorragie à laquelle elle donne lieu peut atteindre un caractère de gravité extrême, aller même jusqu'à la mort. Il suffit, en présence de ce tableau symptomatique tableau bien net, de plonger la main droite dans le vagin le plus rapidement possible pour sentir immédiatement une tumeur, pendant que de la main gauche on constate à travers la paroi abdominale la fuite de l'utérus.

Dans l'inversion chronique, les hémorragies sont presque continuelles avec exaspération, cependant, au moment des menstrues ; si bien que la femme déclare qu'elle nage constamment dans le sang. Elle présente, en outre, dans l'intervalle des hémorragies, des leucorrhées abondantes. Souvent s'ajoutent à cela des troubles de la miction et de la défécation. La marche est pénible, la dépression nerveuse profonde.

La netteté du tableau de l'inversion aiguë, la brusquerie avec laquelle éclatent les accidents, le moment où ils éclatent, ne permettent guère de la méconnaître. Il n'en est pas de même de l'inversion chronique qui, elle, peut se confondre avec un fibrome. Il suffit, cependant, d'y songer pour faire le

diagnostic avec les éléments suivants : Et, d'abord, la surface
utérine est rougeâtre, tandis que le polype est gris-blanchâ-
tre. On a prétendu, de plus, qu'une aiguille, enfoncée dans la
tumeur, provoquait des douleurs dans le cas d'inversion,
tandis qu'elle passe inaperçue si l'on a affaire à un polype ;
le fait a été cependant nié. Mais, un signe certain, est la présence à la surface de la tumeur des deux orifices des trompes.
De plus, le toucher rectal, combiné au palper hypogastrique
et au cathétérisme vésical, montre l'absence de l'utérus à sa
place normale. L'hystéromètre peut, lui aussi, nous donner
quelques renseignements en pénétrant dans la cavité utérine,
si l'on a affaire à un fibrone, alors qu'il est bien vite arrêté
par la paroi, dans le cas d'inversion.

Le pronostic de l'inversion est grave. Une hémorragie
foudroyante peut, dans l'inversion aiguë, amener la mort à
bref délai. Dans l'inversion chronique, ce sont les hémorragies
répétées qui peuvent emporter la malade ; de plus, il y a
encore ici à redouter la gangrène. Le chirurgien est donc
appelé, dans tous les cas d'inversion, à intervenir et à
intervenir rapidement. Quelle conduite doit-on tenir dans
les divers cas ? C'est ce que nous allons essayer d'élucider,
et c'est ce qui fera le fond de notre travail.

On est à peu près d'accord aujourd'hui sur le traitement
de l'inversion aiguë ; la réduction est toujours ou presque
toujours possible. Donc, réduire immédiatement par taxis (la
réduction instrumentale n'a pas prévalu et paraît exposer à
des accidents). Lorsque la réduction aura été obtenue, l'accoucheur devra s'efforcer de la rendre définitive en pratiquant
des injections chaudes, des injections sous-cutanées d'ergotine, le tamponnement intra-utérin au besoin.

L'accord est encore fait, sur certains points du moins, lors-

Observation III

(Schwartz, Inv. de l'ut. par tumeur. — *Arch. f. Gynak.*, Bd. XIII)

Femme de quarante-neuf ans, très affaiblie par l'hémorragie, chez laquelle Schwartz avait constaté, avant l'opération, une inversion complète de l'utérus. La présence de nombreux fibro-myomes, d'une grosseur variable, depuis une noix jusqu'à un œuf de poule, et l'hypertrophie de l'utérus, telle qu'il remplissait le bassin et atteignait le volume d'une tête d'enfant, firent considérer l'ablation des fibromes comme dangereuse et l'amputation de l'utérus fut préférée.

Observation IV

(Leprévost (du Havre), Observation d'une inv. chron. Amputation de l'utérus par la ligature à tractions élastiques. — *Soc. de chirurgie*, 20 juin 1887.)

Femme âgée de vingt-sept ans, accouchée pour la première fois le 27 septembre 1886. La délivrance tardait à se faire, la sage-femme exerça sur le cordon des tractions énergiques qui furent suivies d'hémorragies si abondantes que la malade resta plongée dans un état syncopal pendant plusieurs jours. La malade, pâle et amaigrie, fut vue pour la première fois le 29 juin 1887.

L'inversion utérine fut reconnue et l'amputation de l'utérus pratiquée le 11 février. Le 23 mars, la malade, guérie, quittait l'hôpital.

Observation V

(Ross, Inv. de l'ut. post-partum. Amputation. — *Soc. de médecine d'Abo* (Finlande)

L'auteur essaya, pendant la narcose, la reposition, mais sans effet. Constriction de l'utérus, amputation, suture. Guérison.

Observation VI

(Sophus-Prior, Inv. ut. chron. — *Rep. Un. d'Obs. et de Gyn.*, 1894)

Premier cas. — Femme n'ayant eu qu'un accouchement fait spontanément, il y a deux ans et demi. La femme eut, huit jours après l'accouchement, la sensation d'un corps étranger dans le vagin. Pen-

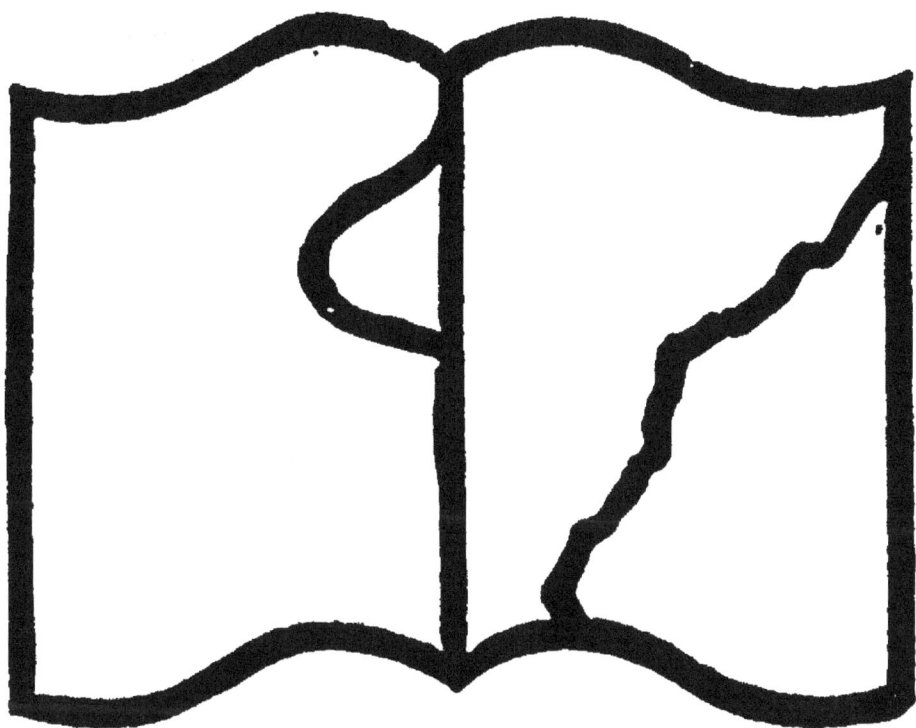

Texte détérioré — reliure défectueuse

NF Z 42-120-11

diagnostic avec les éléments suivants : Et, d'abord, la surface
utérine est rougeâtre, tandis que le polype est gris-blanchâ-
tre. On a prétendu, de plus, qu'une aiguille, enfoncée dans la
tumeur, provoquait des douleurs dans le cas d'inversion,
tandis qu'elle passe inaperçue si l'on a affaire à un polype ;
le fait a été cependant nié. Mais, un signe certain, est la présence à la surface de la tumeur des deux orifices des trompes.
De plus, le toucher rectal, combiné au palper hypogastrique
et au cathétérisme vésical, montre l'absence de l'utérus à sa
place normale. L'hystéromètre peut, lui aussi, nous donner
quelques renseignements en pénétrant dans la cavité utérine,
si l'on a affaire à un fibrome, alors qu'il est bien vite arrêté
par la paroi, dans le cas d'inversion.

Le pronostic de l'inversion est grave. Une hémorragie
foudroyante peut, dans l'inversion aiguë, amener la mort à
bref délai. Dans l'inversion chronique, ce sont les hémorragies
répétées qui peuvent emporter la malade ; de plus, il y a
encore ici à redouter la gangrène. Le chirurgien est donc
appelé, dans tous les cas d'inversion, à intervenir et à
intervenir rapidement. Quelle conduite doit-on tenir dans
les divers cas ? C'est ce que nous allons essayer d'élucider,
et c'est ce qui fera le fond de notre travail.

On est à peu près d'accord aujourd'hui sur le traitement
de l'inversion aiguë ; la réduction est toujours ou presque
toujours possible. Donc, réduire immédiatement par taxis (la
réduction instrumentale n'a pas prévalu et paraît exposer à
des accidents). Lorsque la réduction aura été obtenue, l'accoucheur devra s'efforcer de la rendre définitive en pratiquant
des injections chaudes, des injections sous-cutanées d'ergotine, le tamponnement intra-utérin au besoin.

L'accord est encore fait, sur certains points du moins, lors-

Observation III

(SCHWARTZ, Inv. de l'ut. par tumeur. — *Arch. f. Gynak.*, Bd. XIII)

Femme de quarante-neuf ans, très affaiblie par l'hémorragie, chez laquelle Schwartz avait constaté, avant l'opération, une inversion complète de l'utérus. La présence de nombreux fibro-myomes, d'une grosseur variable, depuis une noix jusqu'à un œuf de poule, et l'hypertrophie de l'utérus, telle qu'il remplissait le bassin et atteignait le volume d'une tête d'enfant, firent considérer l'ablation des fibromes comme dangereuse et l'amputation de l'utérus fut préférée.

Observation IV

(LEPRÉVOST (du Havre), Observation d'une inv. chron. Amputation de l'utérus par la ligature à tractions élastiques. — *Soc. de chirurgie*, 20 juin 1887.)

Femme âgée de vingt-sept ans, accouchée pour la première fois le 27 septembre 1886. La délivrance tardait à se faire, la sage-femme exerça sur le cordon des tractions énergiques qui furent suivies d'hémorragies si abondantes que la malade resta plongée dans un état syncopal pendant plusieurs jours. La malade, pâle et amaigrie, fut vue pour la première fois le 29 juin 1887.

L'inversion utérine fut reconnue et l'amputation de l'utérus pratiquée le 11 février. Le 23 mars, la malade, guérie, quittait l'hôpital.

Observation V

(Ross, Inv. de l'ut. post-partum. Amputation. — *Soc. de médecine d'Abo* (Finlande)

L'auteur essaya, pendant la narcose, la reposition, mais sans effet. Constriction de l'utérus, amputation, suture. Guérison.

Observation VI

(SOPHUS-PRIOR, Inv. ut. chron. — *Rep. Un. d'Obs. et de Gyn.*, 1894)

Premier cas. — Femme n'ayant eu qu'un accouchement fait spontanément, il y a deux ans et demi. La femme eut, huit jours après l'accouchement, la sensation d'un corps étranger dans le vagin. Pendant plusieurs mois, fortes pertes de sang. Essais infructueux de taxis. Extirpation du corps de l'utérus avec un lien élastique. Guérison.

Deuxième cas. — Femme âgée de quarante-deux ans, ayant eu deux accouchements. La cause de l'inversion paraît avoir été un fibro-myome, situé au fond de l'utérus. La tumeur fut enlevée, et, après la guérison de la plaie, on tenta trois fois la réposition, mais en vain ; on dut alors faire l'ablation totale de l'utérus. Succès.

Observation VII

(JACÛB, Prolapsus utérin, avec inv. complète. — (Soc. d'accouch. et de gyn. de Moscou, oct.-nov. 1893.)

Femme de soixante-trois ans, atteinte de fibrome, qui descendait souvent dans le vagin, et de métrorrhagies, depuis vingt ans. Elle fut prise subitement dans la rue d'une métrorrhagie grave, et le docteur Jacûb la trouva sans connaissance.

Une masse considérable faisait saillie hors des organes génitaux. Elle était constituée par un fibrome gros comme la tête d'un fœtus, et l'utérus en inversion. La tumeur pédiculée fut facilement enlevée, mais il fut impossible de réduire l'utérus, qui avait depuis longtemps cette situation anormale.

Une ligature élastique fut appliquée entre le corps et le col et, ce dernier se détacha en douze jours.

Observation VIII

(SOPHUS PRIOR, Inv. ut. chr. — *Gynak. Og. Obst. Meddelser; Bd.* 10, 1893)

Premier cas. — Un accouchement, il y a deux ans et demi, suivi d'inversion. Essais infructeux de réduction. Amputation par la ligature élastique.

Deuxième cas. — Femme de quarante-deux ans. Inversion par fibro-myome. Extirpation de la tumeur. On tenta plusieurs fois la réduction, puis on amputa.

Observation IX

(SCHAUTA, Inv. ut. chez une femme de soixante-dix-huit ans. — *Arch. f. Gynak,* XLIII, 1892.)

Femme de soixante-dix-huit ans, ayant un fibrome sous-muqueux de la grosseur d'une noix, inséré au fond de l'utérus. En raison de

l'âge de la patiente, on extirpa seulement la tumeur et on essaya de
réduire l'utérus ; mais, ne pouvant y parvenir, on dut se résoudre à
enlever l'organe. La guérison fut complète.

Observation X

(TER MIKAELIANZ. Un cas d'inv. complète de l'ut. d'origine puerpérale.—
Wratch, 1892.)

Femme de vingt-six ans, atteinte d'inversion utérine depuis quatre
ans. (Tractions violentes sur le cordon). Hémorragies répétées.

Plusieurs tentatives de réduction avaient échoué. On essaya, à la
clinique de Fénoménoff, la réduction sous le chloroforme, en dilatant
l'infundibulum avec deux doigts introduits dans le rectum ; l'application du colpeurynter ne donna pas plus de résultat, et l'on eut
recours à l'amputation de l'utérus.

Observation XI

(BALDY, Inv. of the ut. — *The medical a surg. Reporter*, 25 juillet 1891)

Femme de vingt-trois ans, ayant eu huit enfants, fut de nouveau
accouchée au forceps en 1888. Bientôt elle sentit une masse qui s'en-
gageait dans le vagin et s'accompagnait d'hémorragie profuse.
C'était une inversion compliquée d'un prolapsus de l'utérus et des
annexes. On plaça un tampon dans le vagin pour maintenir la tumeur
réduite l'utérus revint à sa situation normale. Un an après, le prolapsus existait toujours et il y avait une tendance à la reproduction de
l'inversion. L'auteur pratiqua alors l'opération d'Emmet sur la paroi
antérieure du col, mais le prolapsus récidiva. Comme la malade souf-
frait beaucoup, on enleva les ovaires et on fixa l'utérus à la paroi
abdominale. Nouvelle récidive du prolapsus. L'utérus redevint en
inversion, la malade rentra alors à l'hôpital où on fit une hystérectomie par la voie vaginale.

Même après cette opération, il restait un peu de prolapsus des
parois vaginales, prolapsus qui nécessita une nouvelle intervention.

Observation XII

(SONTONGINE, Traitement de l'inv. chron. — *Wratch*, 1890)

Femme de vingt-neuf ans. Anémique avec fièvre. Entre dans le service de Sontongine, sept semaines après son accouchement. Inversion

chronique. Tentatives inutiles de réduction avec le colpeurynter plusieurs fois par jour. Une tentative qui échoua, déchira le col à gauche. Immédiatement, amputation partielle de l'utérus. Guérison.

Observation XIII

(L. JENDRON, Inv. totale irréductible de la matrice produite par un fibrome.—
Hystérectomie par un lien élastique — *Soc. anat. de Paris*, 25 avril 1890.)

Femme de soixante ans. Réglée à dix-sept ans. Ménopause à quarante-trois ans. A quinze ans, la malade eut des métrorrhagies et
sentit que la matrice se déplaçait ; à cinquante-deux ans, l'utérus se
montrait à la vulve.

Pertes de sang et de mucosités alternant. A l'examen, tumeur longue de 15 centimètres, pendant hors de la vulve et constituée par
une inversion totale de la matrice portant sur son fond une tumeur
du volume d'un abricot. On se décida d'emblée pour l'hystérectomie
à l'aide d'un fil élastique, dans la crainte de trouver des adhérences.
Succès.

L'examen des pièces montra que la section avait porté à l'union
du corps et du col. Sur la partie de l'utérus enlevée, se voient les
orifices des trompes allongées et hypertrophiées. Le fond est recou-
vert par le péritoine parfaitement sain. A l'extrémité, se montre le
petit fibrome qui ne présente rien de particulier.

Observation XIV

(COLELLA, Inv. ut. au troisième degré. — Hystérectomie sous-vaginale. —
Ann. d'obst. et de gyn., décembre 1889.)

L'inversion utérine datait de quatre ans et avait été produite par
des tractions sur le cordon. Elle déterminait d'abondantes hémorragies et la malade était profondément anémiée. On fit l'hystérectomie
sous-vaginale avec l'écraseur de Chassaignac. La malade guérit parfaitement sans fièvre et quitta l'hôpital le dixième jour.

Observation XV

(MUNDÉ, Laparotomie for reduction of an interverted uterus. — *N. York med. j.*
27 octobre 1888.)

Femme de vingt-sept ans, secondipare. Le dernier accouchement,
remonte à trois mois et demi. Elle entre à l'hôpital le 29 mai 1888.

Hémorragies fréquentes liées à une inversion complète de l'utérus qu'on tente plusieurs fois de réduire sous chloroforme. Le 20 juin, tentative très sérieuse prolongée pendant une heure sans succès. Laparotomie. On refoule de bas en haut l'anneau supérieur jusqu'à la plaie et on s'efforce de le dilater à l'aide de l'instrument de Palmer. Insuccès. Emploi d'un ouvre-gants. Insuccès. L'opérateur passe alors à travers le fond de l'utérus, par le vagin, un fil de soie épais dont il fixe une anse à l'aide d'un double tube à drainage pour attirer l'organe dans l'abdomen, tout en dilatant l'anneau avec l'ouvre-gants. Le tissu de l'utérus cède, le tube à drainage passe à travers, il faut donc renoncer à la traction et placer une ligature sur le corps de l'utérus aussi près que possible de l'insertion du vagin. Extirpation des trompes et des ovaires. Toilette de la cavité abdominale, occlusion de la plaie, irrigation du vagin avec la solution de sublimé à 1/5000. Pansement iodoformé. En tout, une heure quarante minutes d'opération. Au bout de treize jours, l'élimination des fragments utérins s'étant opérée progressivement, le col persiste seul et son canal est obstrué. Guérison.

Observation XVI

(Baklekner, Irréductibilité de l'ut. renversé. Hystérectomie. — *Berlin. clin. Woch.*, 27 août 1888.)

Il s'agissait d'une inversion consécutive à un accouchement. Malgré l'emploi de tous les moyens mécaniques connus, B... ne put pratiquer la réduction, c'est alors qu'il eut recours à l'extirpation vaginale. La patiente mourut au bout de quelques jours.

Observation XVII

(Pippingskold, Inv. de l'ut. Amputation. Guérison.—*Finska, Lakaresallsk*, 1886.)

L'inversion datait de seize mois. Pendant l'accouchement, la parturiente avait été assistée par une voisine, qui avait aussi procédé à la délivrance. La sage-femme, appelée ensuite, reconnut l'inversion, mais ne se hasarda pas à pratiquer la réduction. Pendant les huit premiers mois du post-partum, la femme nourrit son enfant et n'eut aucune hémorragie; mais, après, pertes sanguines continuelles à plusieurs reprises et de différentes façons. P... essaya de la réduction, mais échoua. C'est alors qu'il fit l'amputation de l'utérus par la ligature élastique. P... attribua l'échec des manœuvres de réduction à la présence de fortes adhérences entre les parois de la matrice au niveau de la stricture.

Observation XVIII

(Schülein, *Leitoch fur. Gebart. v. Gynak.*, 1884)

Femme de vingt-six ans, l'inversion était consécutive à un troisième accouchement. Les hémorragies, qui se produisaient tous les jours, avaient jeté la malade dans un état d'anémie et de faiblesse extrêmes. Pendant huit semaines, l'auteur fit des tentatives inutiles pour réduire l'inversion. Il se résolut alors à enlever l'utérus. L'amputation par le vagin, précédée de solides ligatures sur le col, réussit parfaitement, et la malade sortit guérie vingt-quatre jours après l'opération.

Observation XIX

(Werth, De l'inv. partielle de l'ut., produite par des tumeurs. — *Arch.f. Gynak.*, 1884.)

Premier cas. — Tumeur grosse comme la tête d'un enfant. L'inversion est reconnue ; section du pédicule de la tumeur, perforation de l'utérus. Hémorragie abondante pour laquelle, séance tenante, l'auteur pratique l'ablation totale de l'utérus par le vagin. Guérison sans complication.

Deuxième cas. — Tumeur grosse comme un œuf de poule. L'auteur eut recours à l'énucléation. Après avoir appliqué sur le pédicule une double ligature, il limita la tumeur par une incision circulaire pratiquée à quelques centimètres au-dessous de la ligature, et à l'aide d'une légère traction exercée sur le pôle inférieur de la tumeur, il arriva facilement à l'isoler, sans perforer les parois de l'utérus, et l'hémorragie fut insignifiante. Pansement iodoformé, la guérison était complète en huit jours.

Observation XX

(L. Atthill, De l'inv. ut. — Dublin *J. of. méd. sei*, juillet 1882)

L'inversion utérine avait été produite par un petit fibrome sessile. Le fibrome fut énucléé avec la spatule et l'on fit une suture des lèvres

de la plaie, puis on repoussa dans le vagin l'utérus inversé en le main-
tenant à l'aide d'un tampon imbibé de perchlorure de fer. La plaie une
fois guérie, Atthill s'occupa de replacer le fond de l'utérus dans sa situation normale, ce qu'il fit au moyen de l'instrument d'Aveling dont
il donne la description. Malheureusement cette tentative échoua, et
l'on dut amputer avec l'écraseur le corps de l'utérus. La malade
guérit.

Observation XXI

(Macdonald, Chro. inv. of. the ut. — *Edimbourg med. j.*, septembre 1881)

Femme de trente-deux ans, affectée d'un prolapsus utérin ancien,
accouchée cinq ans auparavant, elle avait toujours vu son utérus faire
saillie hors du vagin. A deux reprises différentes, les tentatives de réduction sous le chloroforme furent infructueuses. L'utérus restait
complètement retourné, congestionné, douloureux à la moindre pression. Des douches vaginales chaudes furent employées pour réduire de
volume la tumeur utérine, puis une nouvelle intervention fut tentée.
Dans l'effort pour réduire l'utérus, le vagin se déchira à l'insertion du
col et l'utérus tout entier pénétra dans la cavité abdominale. Ce ne
fut pas chose facile que de l'en retirer. Heureusement aucune anse
intestinale ne vint pénétrer dans la solution de continuité et on put
amener l'utérus, dans le vagin. Dès lors, il ne resta plus qu'un
parti à prendre, celui d'enlever l'utérus, ce qui fut fait séance tenante
au moyen d'un écraseur. Malheureusement, l'instrument vint à casser
et il fallut achever l'opération avec des ciseaux. Ce qui amena une
hémorragie et de grandes difficultés opératoires pour la ligature des
vaisseaux. Malgré tous les contre-temps, l'opération réussit et la malade finit par guérir.

Observation XXII

(Kroner, Nouveaux faits d'inversion d'origine puerpérale. La ligature élastique. — *Archiv. für Gynak.*, 1881.)

Premier cas. — Femme de vingt-trois ans. L'inversion remonte à
neuf mois ; elle s'était produite sous l'influence de la traction exercée
par la sage-femme pour extraire le placenta. Pendant trois semaines,
colpeurynter rempli avec 500 grammes. Échec. Tentative de réduction
sous le sommeil. Echec. L'auteur pratique alors l'amputation de l'uté-

rus par la ligature élastique. Sept jours après, la ligature étant arra-
chée, on applique un constricteur pour hâter l'élimination de la masse
gangrenée et on l'enlève le lendemain à l'aide de l'écraseur. Guérison.

Deuxième cas. — Femme de vingt-neuf ans. L'inversion due à la
même cause datait de sept ans. Les tentatives de réduction avec la
main pendant le sommeil chloroformique échouèrent, de même que
l'application prolongée du colpeurynter. Réduit à pratiquer l'amputation, l'auteur eut encore recours à la ligature élastique. L'utérus fut
enlevé à l'aide de l'écraseur. Guérison après plusieurs incidents.

Observation XXIII

(Polaillon, Inv. complète de l'ut. polypeuse. Excision)

Femme de quarante-trois ans. On trouva un polype volumineux
comme les deux poingts pendant entre les deux cuisses et pénétrant
dans le vagin par un pédicule de 3 centimètres de diamètre. L'utérus
ne pouvant être senti dans l'abdomen, on en conclut qu'il y avait inversion, et la section du pédicule fut immédiatement pratiquée au
thermo-cautère, l'opérateur ne se dissimulait pas qu'il pouvait ouvrir
le cul-de-sac péritonéal et l'accident se produisit en effet, mais l'application d'un serre-nœuds à crémallière et à traction élastique permit
de conjurer les suites fâcheuses. Pas de péritonite. Le huitième jour
la malade sortit guérie.

Observation XXIV

(O. Kustner, Nouveau procédé pour réduire l'utérus inversé. — Centr. f. Gynak., 14 octobre 1893.)

Femme atteinte depuis plusieurs mois d'inversion utérine consécutive à un accouchement. Echec des tentatives de réduction. Procédé
de l'auteur : Incision large du cul-de-sac de Douglas, introduction
par cette ouverture d'un doigt dans l'anneau d'étranglement. Incision
médiane et longitudinale de la paroi postérieure de l'utérus en com-
mençant par la muqueuse. L'incision part de deux centimètres du fond
de l'utérus et s'étend jusqu'à deux centimètres de l'orifice externe.
Elle intéresse toute la paroi, y compris le péritoine. Réduction de l'inversion, l'index fixant le col par le cul-de-sac de Douglas, le pouce
refoulant le fond de l'utérus. Suture de la paroi utérine à la surface

péritonéale des fils superficiels et profonds, suture du cul-de-sac de Douglas.

Observation XXV

(Inv. ut. de quatre mois. Tentatives infructueuses de réduction. Hystérectomie vaginale. Guérison. — Dr BRASSEUR, Thèse de Paris, 1895.)

L... B..., vingt-cinq ans, durée de l'accouchement, cinq jours, forceps. Délivrance en quelques minutes, mais tractions sur le cordon. Inversion totale, immédiate, avec hémorragie arrêtée par l'ergotine. Après trois mois et demi, tentative de réduction par Duret. Insuccès. Dix jours après deuxième tentative, après incision du col. Insuccès. Hystérectomie vaginale. Guérison.

Observation XXVI

(Inv. ut. de dix-sept mois. Tentative de réduction infructueuse. Hystérectomie vaginale. Guérison. — Dr BRASSEUR, Thèse de Paris, 1895.)

F. B. 28 ans, accouchement normal ; quelques|hémorragies faibles pendant huit jours. Disparition des règles pendant six mois, puis règles normales pendant quatre mois au onzième mois hémorragie ; au quinzième mois, tentative faite par Prévost. Insuccès. Tentative de Duret. Insuccès. La durée du taxis a été de un quart d'heure.

Observation XXVII

(Hystérectomie vaginale pour inv. ut. irréductible. — Dr F. LEGUEU, Dr BRASSEUR, Thèse de Paris, 1895.)

Inversion totale et complète datant de quatre mois. La femme avait vingt-neuf ans. L'accouchement avait été long et difficile. Forceps. La réduction était rendue impossible par le resserrement du col. Elle fut impossible même pièces en mains. Hystérectomie vaginale. Guérison.

Observation XXVIII

(Cas du Dr BRADY. — D^r B   UR. Thèse de Paris, 1895)

Femme de trente-trois ans. Un accouchement datant de huit ans. Travail long. Forceps. Réduction par la position génu-pectorale. Tam-

ponnement. Un an plus tard, inversion. Opération d'Emmet inutile.
L'ovariotomie avec fixation de l'utérus n'eut pas de résultat. Hystérectomie vaginale. Guérison.

Observation XXIX

(Inédite)

(Dr Pamard, Inv. ut. chron. Amputation du corps à l'écraseur. Guérison)

S. M., vingt-trois ans, ménagère, Lauris (Vaucluse), entre le 31 décembre 1894 avec le diagnostic de fibrome utérin. On anesthésie la
malade et sur la table d'opération le diagnostic est rectifié : l'on a
affaire à une inversion utérine qui est opérée séance tenante (12 janvier 1895). Le corps de l'utérus est amputé à l'écraseur ; la malade
guérit sans accident et sort huit jours après.

CHAPITRE III

DISCUSSION DES FAITS

Il n'est peut-être pas inutile, avant de discuter et de conclure, de se demander quels grands avantages peut bien présenter la conservation de l'utérus. Quelque étrange, en effet, que puisse paraître cette question, un certain nombre de chirurgiens ont pu se la poser; et comparant le traitement conservateur, quelquefois long et ennuyeux, à une opération rapide et relativement bénigne, du moins à l'heure actuelle, ils penchent bien vite pour l'hystérectomie.

Mais n'est-ce pas trop se presser que de conclure aussi rapidement? et, sans vouloir insister outre mesure sur les complications toujours possibles, même à l'heure actuelle, d'une opération aussi sérieuse que l'hystérectomie, n'a-t-on pas dit que « la femme est une matrice servie par des organes? » Que l'on élimine pour un instant cette catégorie de gens, toujours trop nombreuse, et qui abonde quelquefois dans nos hôpitaux, et pour laquelle la procréation est plutôt considérée, pour diverses raisons, comme un malheur; que l'on songe à la grande majorité des femmes pour lesquelles la plus grande joie est dans la maternité, et l'on comprendra alors facilement la fâcheuse influence que peut avoir sur elles une opération qui doit les rendre dorénavant stériles, qui doit, dirions-nous volontiers, les empêcher désormais d'être femmes.

Si donc nous devons être, autant que possible, conservateurs en chirurgie, à plus forte raison devons-nous l'être dans le cas actuel. Autant que nous le pouvons, conservons l'utérus, et si l'avenir qui lui est réservé n'est pas brillant, ce qui n'est pas démontré, si la femme ne doit plus avoir un utérus gravide, elle aura, du moins, un utérus moral, ce qui n'est pas sans avoir une certaine importance.

Ceci dit, essayons de jeter un coup d'œil d'ensemble sur les observations que nous venons de parcourir. Elles nous ont paru fournir de précieux enseignements.

Et d'abord la première série nous montre qu'on a réduit des inversions de date fort ancienne : inversion de seize mois (obs. XXI), de neuf ans (obs. XXX), de dix ans (obs. III). Les classiques citent même des cas de réduction d'inversion de trente ans. Il semble donc qu'il n'y ait pas de limite de temps, que, quelle que soit l'ancienneté de l'inversion, cette ancienneté ne puisse jamais être une contre-indication formelle du traitement conservateur.

Un deuxième fait, qui se dégage nettement de nos observations, c'est que le traitement conservateur a dû être quelquefois de longue durée. Nous voyons le « repositor d'Aveling » placé pendant quinze jours (obs. XXI); dix-sept applications de colpeurynter (obs. XVII); un mois de colpeurynter (obs. III); trente-neuf jours de traitement, dont vingt-huit jours d'application de colpeurynter (obs. XIV); quarante-six jours d'application de colpeurynter (obs. V); quatre semaines de traitement, dont huit jours d'application de pessaire à air de Gariel (obs. XXVIII); quatre mois de traitement (obs. XXXVI). De plus, il est des cas où l'on a employé divers traitements et où l'on a beaucoup bataillé avant d'arriver au succès (obs. X, XII, XXII, XXXI, XXXIV); mais, dans tous ces cas, le succès a couronné les efforts. Il semble donc qu'on ne doive jamais désespérer, et que l'on soit toujours en droit d'attendre pour le lendemain ce que l'on n'a pas pu obtenir la veille. D'où nous concluons qu'à une affection ancienne et qui paraît incurable, il faut opposer, non pas un traitement rapide et violent, mais un traitement doux et prolongé, une patience à toute épreuve.

Nous voyons de plus qu'ici, pas plus que dans tout autre cas, il ne faut être absolu et se borner à un seul traitement. Ce que l'on n'obtient pas par un moyen, on l'obtiendra par un autre, et c'est ce qui nous arrive tous les jours en thérapeutique. Plusieurs traitements ont été successivement employés dans divers cas : taxis, colpeurynter, injections chaudes, tampons iodoformés, colpeurynter, taxis, colpeurynter (obs. X) ; taxis, tamponnement systématique, colpeurynter (obs. XII) ; colpeurynter, tamponnement des culs-de-sac vaginaux à la gaze iodoformée, colpeurynter, taxis dans la position génupectorale, méthode de Schröder, tamponnement, ballon (obs. XXII) ; colpeurynter en communication avec un réservoir élevé et cathéter à demeure dans la vessie, taxis (obs. XXXI) ; taxis sous le chloroforme, colpeurynter, drainage de l'utérus (obs. XXXIV).

Le traitement conservateur de l'utérus est à peu près innocent, et, s'il est quelques cas où l'on a vu se produire des accidents (hémorragie, par exemple, à la suite du taxis), ces cas sont excessivement rares ; du reste, nous sommes loin de prétendre que le taxis constitue une partie très importante du traitement, et, s'il a souvent mis fin à l'emploi de divers autres moyens, nous sommes convaincu que, même dans ces cas, une partie assez minime du succès lui revient, et que ce succès avait été déjà bien préparé par les autres manœuvres.

Quelles sont les diverses méthodes de douceur qui ont été employées ? Nous trouvons d'abord, rarement signalés, quelques appareils particuliers tels que l'appareil de H. Mary, (obs. I) ; l'appareil en caoutchouc, ayant la forme d'un entonnoir, de Kocks (obs. XV); nous voyons souvent employer le tamponnement ; quelques succès sont dus au « reductor d'Aveling » (obs. XXI, XXX, etc.) ; nous voyons le pessaire à air de Gariel, employé à Montpellier (obs. XXXVIII) ; enfin un appareil surtout a été souvent employé, c'est le colpeurynter de Braun.

A côté de ces grands moyens viennent se grouper quelques moyens adjuvants, tels que tamponnement des culs-de-sac, douches chaudes, ergotine, etc.

Enfin, disons en terminant la discussion de la première série d'observations, que, dans tous les cas, le succès paraît avoir été complet et durable.

La deuxième série d'observations nous apprend peu de chose. Le premier point, en effet, qui nous frappe, c'est le grand nombre d'observations où l'on se contente de nous parler de tentatives infructueuses de réduction, sans indiquer le nombre de ces tentatives, leur nature, leur durée (obs. I, IV, VII, VIII, IX, XIV, XV, XVI, XVII, XXIV). Certes, nous ne doutons nullement de la bonne foi des opérateurs, et nous sommes bien convaincu que ce n'est pas à la légère, mais bien après avoir mûrement réfléchi, qu'ils en sont venus aux méthodes sanglantes. Mais nous doutons fort que les tentatives multiples et sérieuses dont ils nous parlent, répondent à peu près au traitement de l'inversion, tel que nous le concevons et tel que nous l'exposerons ultérieurement.

Du reste, quelques-uns d'entre eux nous indiquent le traitement qu'ils ont employé, et nous voyons bien, par ces quelques indications, que ce traitement laisse un peu à désirer. Et d'abord, quelques auteurs ont opéré d'emblée :

Hystérectomie d'emblée (obs. XIII) ; amputation du corps de l'utérus d'emblée par notre maître M. le docteur Pamard, qui pense qu'il vaut mieux enlever un utérus, désormais inutile (obs. XXVIII).

D'autres ont fait une ou plusieurs tentatives de réduction, mais des tentatives peu nombreuses et de courte durée : un seul essai (obs. V) ; une seule séance de taxis (obs. VI, 1er cas) ; 3 tentatives de réduction (obs. VI, 2e cas) ; on nous parle même de séance sérieuse ayant duré un quart d'heure. Il est certain que les auteurs qui sont arrivés au succès ont eu beaucoup plus de patience : application prolongée du « repositor d'Aveling » (obs. XX) ; 3 semaines d'application du colpeurynter, suivies d'une séance de taxis sous le chloroforme (obs. XXII) ; tentatives pendant huit semaines (obs. XVIII) ; plusieurs applications de colpeurynter (obs. XII). (On ne signale pas la durée des applications.) Dans un autre cas, plusieurs tentatives ont échoué : dilatation de l'infundibulum avec deux doigts introduits par le rectum, colpeurynter (obs. X).

Enfin un certain nombre d'auteurs ont dû opérer rapidement pour diverses raisons : présence de nombreux fibromes faisant craindre une hémorragie grave (obs. III). Inversion compliquée de prolapsus, opération d'Emmet sans résultat, puis ovariotomie et hystéropexie (obs. XI) ; perforation de l'utérus en enlevant des fibromes (obs. XIX, premier cas).

On nous trouvera peut-être bien exigeant ; mais il est certain que, en laissant de côté les cas où sont survenues des complications qui ont obligé l'opérateur à procéder rapidement, nous craignons que, la plupart du temps, les chirurgiens n'aient manqué de patience, et un fait que nous voudrions bien mettre en lumière et qui nous paraît ressortir clairement de notre première série d'observations, c'est la patience à toute épreuve qu'il faut parfois avoir pour obtenir un résultat favorable.

Comme toujours, la critique a été aisée ; il nous sera peut-être moins facile d'expliquer comment nous comprenons le traitement conservateur de l'inversion chronique. Nous allons cependant essayer de le faire et nous poser la question suivante: en face d'un cas d'inversion chronique de l'utérus, quelle conduite tenir?

Et d'abord commençons par établir une distinction bien nette entre l'inversion puerpérale et l'inversion due à un ou plusieurs fibromes, et occupons-nous de l'inversion puerpérale.

Nous savons que, quelque ancienne que soit l'inversion, nous avons toujours le droit, le devoir, même de tenter la réduction. Une manœuvre qui nous a paru, à certaines conditions du moins, assez bénigne, et nous paraît indiquée la première, c'est le taxis. Cette manœuvre peut se pratiquer avec ou sans anesthésie, nous préférons la première manière de procéder. Donc, mettre la malade sous le chloroforme et, une fois la résolution musculaire complète, malaxer l'utérus avec la main droite pour en diminuer le volume en exprimant le sang qu'il contient et le refouler en lui faisant parcourir en sens inverse, le chemin qu'il a déjà parcouru spontanément. La main gauche pendant ce temps ne doit pas rester inutile, elle peut aider puissamment à la réduction en fixant l'orifice d'étranglement à travers la paroi abdominale. Le taxis utérin présente quelque analogie avec le taxis appliqué sur l'intestin dans le cas de hernie. Comme ce dernier, il a pour but la réduction d'un organe et son refoulement, comme lui aussi, il doit être pratiqué avec douceur; aller lentement dans ce cas, c'est aller vite. Mais, à l'encontre du taxis pratiqué sur l'intestin, qui doit être de courte durée, le taxis utérin peut être prolongé un peu plus longtemps, puisque l'utérus est moins sensible qu'une anse congestionnée. Il ne faudrait pas croire cependant que l'on puisse faire du taxis indéfiniment. Il est probable que cette manœuvre, trop prolongée, pourrait devenir dangereuse pour la malade; de plus, bien qu'une seule séance de taxis ait suffi quelquefois à réduire d'emblée qu'il s'agit de l'inversion chronique. Premièrement, disent tous les classiques, tenter la réduction. Mais comment doit-on la tenter? Jusqu'à quelle époque l'utérus inversé est-il réductible? Pendant combien de temps faut-il prolonger les manœuvres de réduction? Tout autant de questions qui ne sont pas encore vidées et auxquelles nous voudrions bien répondre par l'étude des faits. Voilà pourquoi nous avons consacré le chapitre suivant tout entier à l'exposé d'un certain nombre de cas d'inversion. Nous avons cru devoir, pour plus de clarté dans l'exposition, diviser nos observations en deux séries. Dans la première série, sont compris tous les cas où la réduction a été obtenue; dans la deuxième, les cas où le chirurgien a désespéré et en est venu plus ou moins promptement aux méthodes sanglantes.

CHAPITRE II

OBSERVATIONS

PREMIÈRE SÉRIE
CAS DANS LESQUELS L'UTÉRUS RENVERSÉ A ÉTÉ RÉDUIT

Observation I

(H. MARY, Inversion chronique. — Nouvelle méthode. — *Ann. J. of. obst.*, 1889.)

Inversion chronique. La réduction par le taxis fut tentée sans succès. En vingt cinq minutes, la réduction est obtenue par son appareil.

Cet appareil est muni d'une cupule pour recevoir le fond de l'utérus inversé. La cupule est mue par un ressort, tandis que des fils passés dans le col, au nombre de quatre, sont fixés au manche de l'appareil. Un dynamomètre marque la force employée. Les sutures attachées ont rendu permanente la réduction mécanique.

Observation II

(L.-A. THOMÉR, Inv. chron. puerpérale. — *R. U. d'obst. et de gyn.*, 25 avril 1895.)

Application d'un petit colpeurynter vide au fond de l'utérus, où il est fixé à l'aide d'une tenette. Un second colpeurynter placé en avant du premier est injecté. On injecte ensuite le premier colpeurynter autant que la femme peut le supporter. Le succès est complet.

Observation III

(CHOUVARSKY, Inv. ut. chron. — Colpeurynter. — Guérison)

Femme de trente-neuf ans, ayant une inversion qui date dedix-neuf ans et qui a causé des hémorragies pendant tout ce laps de temps. Le ballon de Braun amena la réduction dans l'espace d'un mois avec une quantité d'eau portée graduellement de 300 à 500 grammes.

Observation IV

(GEMTCHOUGÉNIKOFF. Inv. ut. chron. — *Ballon de Braun*, Guérison)

Femme de vingt-sept ans, atteinte d'une inversion utérine depuis sept mois. La réduction manuelle est impossible. La suture de l'orifice externe du col, après réduction incomplète, fut aussi sans effet. L'appareil de Braun amena la guérison complète en quinze jours.

Observation V

(A. CZAPLICKI. Inv. ut. chron. — *Przéglad Chirurgiczny*)

Femme de vingt et un ans, hémorragie pendant trois semaines à la suite d'un accouchement et d'une délivrance faits sur la femme à genoux. L'hémorragie s'arrête enfin pour recommencer un an après. Toutes les tentatives de réduction sont inefficaces. On applique le colpeurynter. La quantité d'eau est progressivement augmentée de 8 à 16 onces, la réduction est obtenue au bout de quarante-six jours de ce traitement, aidé d'injections d'ergotine. Le résultat est définitif.

Observation VI

(KRASSOVSKI, Inv. compliquée de fibrome. — *Wratch*, 1894)

La malade entre à l'hôpital avec des douleurs et des métrorrhagies abondantes. Une tumeur qui fait saillie hors du vagin est réduite et le vagin tamponné. Trois jours plus tard la tumeur est de nouveau expulsée et saigne abondamment. C'est un fibrome pédiculé attaché au fond de l'utérus et accompagné d'une inversion complète.

Le fibrome est enlevé, la plaie suturée avec deux plans, et l'utérus réduit graduellemeut en trois jours à l'aide de l'appareil de Braun, dont on augmente le contenu de 250 à 400 gr. de solution de sublimé.

Toutes les huit heures, l'appareil était enlevé pour permettre de laver le vagin et de vidér la vessie.

Observation VII

(Jourowsky, Inv. de l'utérus (deux cas).— Wratch, 1894)

Premier cas. — Femme de quarante-huit ans, 7 accouchements dont le dernier date de quatorze ans.

L'inversion est due à un fibrome.

Hémorragies depuis quatre ans, énucléation de la tumeur, quinze jours plus tard, réduction à l'aide du colpeurynter de Braun.

Deuxième cas. — Femme de vingt-quatre ans, 4 accouchements, dont le dernier date de six mois.

Inversion après l'accouchement, insuccès du colpeurynter. Trois semaines après, réduction spontanée.

Observation VIII

(Mazaretoff, Inv. ut. dans une tumeur, Soc. d'accouch. et de gyn. de Kiff, 1893.)

Femme de quarante-quatre ans, ayant eu 8 enfants, épuisée par des métrorrhagies qui durent depuis trois ans. Deux mois avant de rentrer à l'hôpital, elle sentit descendre dans son vagin, au moment d'une défécation, un corps qu'elle considéra comme son utérus prolabé. Trois semaines plus tard, à l'occasion d'un effort, une tumeur ronde sortit du vagin. Ce corps tiré violemment en amena un autre piriforme. A l'hôpital, on reconnut l'existence d'un fibrome qui fut excisé et d'une inversion qui fut incomplètement réduite par le tamponnement, mais qui guérit ensuite parfaitement au bout d'un an.

Observation IX

(Sophus Prior, Inv. ut. chron.— Gynak. og. obst. Meiddelser, Bd. 10, 1893)

Femme de vingt-trois ans, ayant subi une application de forceps. Inversion par traction sur le cordon. Réduction immédiate.

L'inversion se reproduit au bout de quatre mois. On réduit et c'est définitif.

Observation X

(ABEGG, Inv. ut. chron. — *C. f. Gynak.*, 20 mai 1892)

Femme de vingt-trois ans, primipare.

Le 8 février, après son accouchement, elle sentit un violent besoin d'aller à la garde-robe. Hémorragie avec syncope.

Le deuxième jour, quelque chose se montra aux parties génitales : inversion utérine au troisième degré. Tentative infructueuse de réduction par taxis. Pendant trois semaines on ne fit plus rien.

Le 10 mars, introduction d'un colpeurynter dans lequel on fait pénétrer chaque jour une quantité d'eau croissante.

13. — En présence d'un écoulement sanguin assez considérable, on retire le colpeurynter. Injection et tamponnement iodoformé.

14. — Au soir, nouvelle introduction du colpeurynter.

15. — Tentative infructueuse de réduction par taxis. Injection, puis introduction d'un ballon gonflé autant que possible.

16. — A trois heures du matin, douleurs violentes du ventre. On retire un tiers de litre d'eau du ballon. A la visite du matin, on retire le ballon et on ne voit plus le fond de l'utérus. La malade sort le 29 mars. Le col est fermé. Pas d'écoulement, pas de sensibilité.

Observation XI

(MÉCLOW, Inv. ut. — *Wratch*, 1892)

Hémorragie post-partum.

L'accouchement a eu lieu il y a deux semaines; le placenta fut retiré par des tractions sur le cordon. Échec des manœuvres de réduction. L'auteur met alors des tampons iodoformés dont il augmente progressivement le nombre jusqu'à trente. Des phénomènes d'intoxication obligèrent de s'arrêter là. L'inversion disparut vingt-cinq jours après l'entrée de la malade à l'hôpital.

Observation XII

(REID, Complet inv. of the ut. reduced.— *N.-York med. Journal*, 5 sept. 1891)

Femme de vingt-six ans, primipare.

Accouchée à terme le 9 mai. Délivrance normale. Reid donne une injection d'eau phéniquée chaude, puis introduit le doigt dans la cavité utérine. Il trouve, à droite, une tumeur arrondie et pense à une inversion partielle au niveau de l'insertion placentaire.

10. — La tumeur a disparu dans la nuit. Douleurs vives, hémorragie abondante.

11. — Collapsus, pâleur de la face, l'inversion utérine est complète. L'introduction du doigt dans le vagin est impossible. Tentatives infructueuses de réduction le 11 et le 12.

13. — Le fond de l'utérus se présente à la vulve.

21. — On commence le tamponnement systématique du vagin qu'on renouvelle le 22 et le 23. On ajoute à l'ouate deux dilatateurs de Braun. On change le tampon journellement, et, le 26, on constate que l'utérus a repris sa place normale.

Observation XIII

(Mansel-Moullin, Inv. chr. — *Britannic med. J.*, 26 décembre 1891)

L'inversion avait succédé à une intervention instrumentale et datait de trois ans. Hémorrhagies continuelles. Réduction après deux applications du réducteur d'Aveling pendant quatre-vingt-dix heures avec une interruption de trente heures.

Observation XIV

(J. Barsony, Inv. ut. — *Centr. f. Gynak.*, 12 juillet 1890)

Femme âgée de vingt-trois ans, accouchée depuis quatre mois. Souffre depuis ce moment dans le bas ventre et a constamment des pertes de sang. Elle raconte qu'après son accouchement une sage-femme a opéré avec violence la délivrance, en introduisant une main dans l'utérus. On constate l'existence d'une inversion utérine. Pendant seize jours on essaye la réduction avec le colpeurynter de Braun sans succès. Après trois jours de repos on réapplique l'instrument sans succès pendant dix jours. L'utérus est extrêmement mobile et Kezmensky, qui examine la malade, attribue l'insuccès à cette mobilité. La malade étant placée sur les coudes et les genoux, on applique un tampon de gaze iodoformée contre l'utérus inversé et les parois vaginales pour fixer l'utérus, puis on replace le colpeurynter. Douleurs assez vives dans la nuit suivante. Le lendemain on trouve l'utérus réduit. Aucune complication consécutive.

Observation XV

(Kocks, Inv. thérapio der chronischen totalen ut. inversionen. — *Cent. f. G.*,
13 septembre 1890.)

Inversion utérine datant de seize mois, rapidement réduite par l'introduction d'un appareil en caoutchouc de forme d'entonnoir qui présente, sur l'appareil de Braun, l'avantage d'exercer une pression verti-
cale et dans l'axe ; en sorte qu'on n'a pas besoin d'immobiliser l'utérus
avec la gaze iodoformée, comme le fait Kezmensky. Le gonflement
progressif et le séjour prolongé de cet appareil doivent avoir raison
des plus anciennes inversions.

Observation XVI

(Dodge, Inv. ut. non puerpérale.— *Americ. J. of obst.*, août 1890)

Jeune fille ayant déjà eu au moins un avortement. Accidents aigus;
fièvre, état général mauvais. Entre les jambes pend une tumeur de la
grosseur d'une tête de fœtus. Diagnostic : Fibrome gangrené avec
inversion utérine. On disséqua le fibrome aussi bien que possible puis
l'organe fut repoussé aussi haut que possible ; tampon boriqué pour le
maintenir. Lavages au sublimé pendant trois mois. Guérison.

Observation XVII

(L. A. Bengebauer, Contribution à l'étude du traitement hydrothérapique
de l'inv. ut. chr., 1890.)

Femme de vingt-deux ans, atteinte, depuis un accouchement survenu
deux ans auparavant, d'inversion utérine. Au moment où la femme,
extrêmement affaiblie par les pertes de sang, se présente à la clinique,
on constate les particularités suivantes : inversion sans issue de l'utérus hors du vagin. Application d'un ballon de caoutchouc dans lequel
on injecte une quantité d'eau qui fût portée progressivement de neuf
à douze et quinze onces. Interruption le 10 juin, à cause de l'apparition des règles. Reprise du traitement le 13 juin ; le 27 juin, après
dix-sept applications de l'appareil la réduction était obtenue. Quelques
jours après, il était impossible de retrouver la moindre trace de l'état
pathologique antérieur.

Observation XVIII

'(Kohm, Guérison d'une inv. chro. — *Rep. Un.*, 1890)

Primipare de vingt ans. Accouchement spontané, tractions démesurées sur le cordon. Inversion. Échec des tentatives de réduction. Hémorragies. Après douze semaines, la malade entre à l'hôpital. Colpeurynter rempli d'eau chaude; après neuf jours, réduction.

Observation XIX

(Kempe, Inv. ut. — *Rec. u. d'obst. et de Gyn.*, 1889)

Inversion datant de quatre mois chez une primipare de vingt-et-un ans. Après insuccès des divers instruments de réduction, on l'obtient par plusieurs incisions du col et réduction manuelle. Elle est complétée par l'application pendant trois jours d'une bande de caoutchouc.

Observation XX

(Braxton Hicks, Inv. ut. — Guérison. — *Brit. med. j.*, 14 décembre 1889)

Primipare de vingt-six ans. Après l'accouchement et à la suite d'un effort de miction, apparition à la vulve de l'utérus inversé. Irréductibilité à la main, même sous le chloroforme. On fait alors la réduction au moyen d'un spéculum avec un obturateur pressant sur le col. Réduction graduelle en dix minutes.

Observation XXI

(Newmann, Inv. ut. de 16 mois. — *Brit. med j.*, 11 mai 1889)

Femme de vingt-trois ans, accouchée seize mois auparavant par une sage-femme. Depuis, faiblesse, anémie, suintement sanguin léger, mais presque continu.

Diagnostic : inversion utérine presque complète. Une série d'applications du réducteur d'Aveling, avec des disques de différents diamètres, finissent par amener la réduction en quinze jours. Les règles suivantes furent normales.

Observation XXII

(Bylicki, de Lemberg. — *Cent. f. Gynak.*, 1888)

Femme de vingt-trois ans qui, depuis son accouchement remontant
à six mois, est affectée de pertes abondantes et fréquentes. Diagnostic : inversion utérine. Mise en place d'un colpeurynter contenant
au début 400 grammes. Comme il avait semblé tout d'abord que le
colpeurynter comprimait l'utérus inversé contre la paroi antérieure
du vagin, B... remplit les culs-de-sac vaginaux avec de la gaze iodoformée, afin de maintenir l'utérus au centre et de diriger la pression
du colpeurynter contre son fond. Le troisième jour du traitement se
produisit un écoulement muqueux gris-jaunâtre qui ne provenait pas
de l'iodoforme et qui dura trois jours. L'utérus était au centre et un
peu aplati.

A la fin de la première semaine, on remplit le ballon avec 500 grammes d'eau. Le septième jour du traitement, B... essaya sous le chloroforme la réduction manuelle. Dans ce but, il poussa toute la main
dans le vagin, mais sans résultat. Au bout du septième jour pendant
lesquels on avait continué l'application du colpeurynter, nouvelle
tentative de réduction suivie d'échec.

A la troisième tentative qui se fit quelques jours plus tard, la femme
étant en position géno-pectorale et sans narcose (pendant cet intervalle de temps, le ballon avait toujours été maintenu et gonflé avec
600 grammes) B..... eut recours à la méthode de Schroder, dans laquelle le col est saisi avec des pinces de Muzeux, tandis qu'on exerce
des pressions sur le fond. Échec. Dans le cours de cette tentative on
avait pu porter le fond de l'utérus au niveau de l'orifice externe. On
l'y maintint par un tampon de gaze iodoformée et par le colpeurynter gonflé avec 375 grammes. La patiente se plaignait d'une tension
excessivement forte dans les voies génitales et de douleurs violentes.
Cette situation dura trois heures au bout desquelles les symptômes
disparurent subitement. Après l'ablation du ballon on trouva l'utérus
en sa situation normale.

Conclusions. — 1° Nécessité d'exercer une pression directe sur le
fond de l'utérus, qui s'obtient en tamponnant les culs-de-sac vaginaux
avec gaze iodoformée.

2° Lorsqu'on obtient une réduction partielle, on doit s'efforcer de
la maintenir par tamponnement ou suture des lèvres du col.

Observation XXIII

(Runge, Inv. ut., *St-Petersburger med. Wochenschuft*, 1887)

Inversion utérine guérie au bout de six jours par l'application d'un colpeurynter mis en communication avec un injecteur élevé. Pendant ce traitement production de quelques phénomènes fébriles.

Observation XXIV

(Brewis, Un cas d'inv. spontanée, *Edimb. med. j.*, 1887)

Femme de trente-six ans, sans enfant. Se plaint depuis plusieurs années de pertes sanguines abondantes et de douleurs. Diagnostic : fibrome sous-muqueux. En avril 1886, les douleurs deviennent de plus en plus vives, et l'hémorragie continue. Elles durent jusqu'en juillet.

Dix-huit mois plus tard, expulsion d'un corps ovale de la grosseur d'une orange. Réduction spontanée sous l'influence d'abondantes injections chaudes dirigées sur le fond de l'utérus inversé.

Observation XXV

(Arbruckle, Guérison complète d'une inv. ut., 26 décembre 1886)

Femme de vingt et un ans. Inversion complète causée par une délivrance brusque et datant de dix-huit mois. Réduction par le taxis après débridements multiples (trois incisions du col).

Observation XXVI

(Schmalfuss, Inv. totale de l'ut., *Voc. med.* de Hambourg, 1886)

Jeune fille de dix-neuf ans amenée à l'hôpital vingt jours après son accouchement. On apprend qu'elle a perdu beaucoup de sang, que la sage-femme a pratiqué l'extraction immédiate du placenta et qu'elle a été trois jours sans connaissance à la suite de la parturition. L'accoucheur constate une inversion utérine totale qui se présente à la vulve sous forme d'une tumeur violacée grosse comme le poing, sur laquelle on trouve des traces d'adhérences placentaires. Le col est dur, contracté. On donne du chloroforme à la malade pour opérer la réduction de l'organe. La paroi utérine est faible et prête à se gangrener. On n'ose donc pas exercer de pression. L'auteur est forcé de pratiquer la laparatomie, afin de dilater du côté de l'abdomen les bords de l'infundibulum utérin. On peut, de cette façon, éviter l'hémorragie utérine. Lavage de l'utérus, tamponnement iodoformé du vagin, suture de la paroi abdominale.

Guérison sans incidents.

Au bout de quelques mois, l'opérée eut des organes génitaux normaux.

Observation XXVII

(Schmalfuss, Inv. totale puerpérale. — Centr. f. Gynak., 1886)

Cas observé a Hambourg à la Clinique de Schède.

Primipare, dix-neuf ans. L'accident consécutif à l'accouchement date de dix jours. Échec des tentatives de réduction avant et pendant le sommeil. Friabilité des parois utérines en voie de gangrène. L'auteur se résout à la laparotomie.

La réduction, une fois l'abdomen ouvert, fut facile et les suites apyrétiques.

Observation XXVIII

(Kom, De l'inv. ut. — Centr. f. Gynak., mars 1886)

Femme de vingt-six ans, secondipare. Après son deuxième accouchement, fin septembre 1895, elle eut une hémorragie abondante ; quelque temps après, le médecin appelé constata une inversion complète de la matrice avec adhérences du placenta à la partie décollée. Il essaya de réduire. Échec. Suites de couches normales. La femme continue de perdre du sang.

Le 2 et 3 novembre, hémorragies considérables qui l'amènent à l'hôpital. Inversion complète. Échec de toute tentative de réduction. Colpeurynter. Le lendemain on l'enleva pour le replacer les jours suivants.

Réduction complète. Ergotine. On remet un jour le colpeurynter. Guérison rapide.

Observation XXIX

(Bode, Inv. puerpérale. Guérison par colpeurynter. — *Cent. f. Gynak.*, mars 1886.)

Inversion puerpérale complète combinée avec un prolapsus de la matrice. Grâce à l'emploi du colpeurynter, réduction parfaite de l'utérus, mais il importe que la compression par le colpeurynter soit continuée. L'instrument doit être convenablement distendu.

Observation XXX

(W. Duncan, Inv. compl. datant de neuf ans. Réduction au moyen de l'appareil d'Aveling. — *Lancet*, 1886.)

Femme, vingt-trois ans, entre à l'hôpital le 1er septembre 1884, pour des pertes continuelles. Elle a eu trois grossesses, dont deux avant terme, la dernière à terme. Durée de l'accouchement ; deux heures après la sortie du fœtus, évanouissement. La malade a perdu beaucoup de sang, étant restée plusieurs heures inconsciente. Quelques jours après, elle vit sortir une tumeur semblable à du foie depuis (neuf ans), les pertes sont plus ou moins abondantes. Diagnostic : Inversion complète de l'utérus.

2 septembre. — Introduction de l'instrument d'Aveling dans le vagin, morphine.

4. — Duncan trouve l'instrument libre dans l'utérus réduit.

Observation XXXI

(Krukenberg, Traitement de l'inv. ut. — *Cent. f. Gynak*, 1886)

Femme de vingt-six ans, secondipare. Le dernier accouchement date du 22 novembre 1884. Hémorragies abondantes et évanouissement après la sortie de l'enfant. Le troisième jour, apparition d'une tumeur dans le vagin qui, sous l'influence des efforts de défécation, sort à la vulve. On maintient la tumeur dans le vagin, où elle est encore trois mois après, mais avec la tendance à sortir pendant la défécation.

Le 12 novembre 1885, on constate une inversion complète. Échec de toute tentative de réduction avec anesthésie. Colpeurynter après désinfection du vagin. Mais, une heure après, la tension primitive du ballon n'existant plus, on le met en communication avec un réservoir placé très haut et dont le robinet est laissé ouvert. La pression employée fut maintenue entre 130 et 150 centimètres. Douleurs violentes dans le ventre. Drainage de la vessie avec un cathéter élastique. Le 3 novembre on constate que la matrice est plus molle et que la partie inférieure du col s'est dilatée. Le 11, on enlève le colpeurynter et on peut réduire avec la main. Tamponnement à la gaze iodoformée. Guérison.

Observation XXXII

(Rob. Watts, Inv. ut. dans un fibrome. — *Amer. j. of. obst.*, 1884)

Métrorrhagies depuis plusieurs mois.

L'utérus ramené portait une tumeur sur son fond. Énucléation de la tumeur. L'inversion fut réduite sans difficultés.

Observation XXXIII

(W. Johnston, Deux cas d'inv. chron. traités par la méthode de Wind. — *Amer. j. of. obst.* 1884.)

Premier cas. — L'inversion datait de vingt-deux mois.

Deuxième cas. — L'inversion datait de deux mois et demi. Application d'un pessaire en pâte molle élastique, suffisamment volumineux pour remplir exactement le vagin, mais sans le détendre. Au bout de vingt-quatre heures, nettoyage de l'instrument qui fut remis en place. La malade garde le lit. (La durée du traitement, qui fut de plusieurs jours, n'est pas indiquée.)

Observation XXXIV

(Lanenstein, Un cas d'inv. ut. — *Centr. f. gynak.*, 1883)

Femme de vingt-trois ans, ayant accouché en janvier 1881. En septembre 1882, elle se présente pour un polype utérin. L'inversion est reconnue pendant le sommeil chloroformique et est irréductible.

Une tentative de réduction détermine une hémorragie utérine ; on tamponne le vagin, aucun résultat. On applique le colpeurynter et, au bout de deux jours, on constate que les bords de l'orifice externe se ramollissent. Le lendemain, le fond de l'utérus est au niveau de l'orifice externe.

On fait une deuxième tentative de réduction avec anesthésie et le colpeurynter est mis de côté.

Le lendemain, la sonde pénètre de cinq centimètres dans l'utérus, mais, les jours suivants, le fond de l'utérus se montre de nouveau à l'orifice externe. Nouvelle application du colpeurynter, mais sans résultat. Réduction pendant le sommeil.

Après cette manœuvre, la sonde pénètre de 9 centimètres. Pour éviter la réinversion, l'auteur introduit dans l'utérus un tube de caoutchouc de la grosseur du doigt, percé de trous sur les côtés et fixé par une suture à la soie, aux lèvres antérieure et postérieure. Le tube est coupé au niveau de l'orifice externe et l'orifice du col, très légèrement entr'ouvert, est fermé latéralement par une suture à la soie. Pas de réaction, drain et sutures sont enlevés le quatrième jour. Dix semaines après la guérison s'était maintenue complète.

Observation XXXV

(C. Lée, Deux cas d'inv. de l'utérus non gravide, tamponnement, guérison. — *Americ. j. of obst.* juin 1883.)

Premier cas. — Femme de quarante-trois ans, ayant eu un enfant douze ans auparavant.

Le col et le périnée déchirés avaient été suturés. Elle consulte un médecin pour des pertes sanguines anciennes et celui-ci crut à un polype. Lée avait lui-même failli se tromper. Le traitement consiste en des injections chaudes de sublimé, et l'application d'un tampon boriqué. Au bout de six jours l'utérus était réduit. On fit la périnéorraphie six semaines plus tard. Guérison complète.

Deuxième cas. — A la suite d'un violent effort, apparaît une tumeur dans le vagin, sur laquelle se trouvait un polype. Lée enleva le polype, puis il fit appliquer trois tampons astringents. Au bout de deux semaines, l'utérus était réduit. Un pessaire le maintint en place.

Observation XXXVI

(Howitz, Inv. ut. complète, remontant à dix-huit mois. Réduction. — *Cent. f. Gynak.*, 1881.)

Femme de vingt-six ans chez laquelle l'inversion utérine s'était produite dix-huit mois auparavant, à la suite d'un accouchement. La réduction fut obtenue après quatre mois de traitement ininterrompu. Le traitement consista en application de douches chaudes jusqu'à ce que la muqueuse fut ramollie, la tumeur réduite de volume et l'irritabilité diminuée. Lorsque le résultat fut obtenu, on fit tous les jours ou tous les deux jours des tentatives de réduction et de massage. On continua les douches chaudes en faisant porter un colpeurynter. Lorsqu'au bout d'une ou deux semaines la tumeur est considérablement ramollie, faire chaque jour la dilatation de l'orifice d'invagination et de nouvelles tentatives de réduction.

Observation XXXVII

(WATERFIELD, Réduction spontanée. — *Britanic. med. j.*, 29 mai 1893)

Femme de trente-trois ans. Inversion aiguë puerpérale. Tentatives multiples de réduction. Insuccès. Au bout de trois mois, douleurs violentes et réduction spontanée. C'est un fait très rare, regardé par Cross comme une véritable curiosité. Spielgelberg et Shaw en ont observé chacun un cas.

Observation XXXVIII

(D' P. PUECH, Inv. chron. de l'Ut. — Application d'un pessaire à air. — Réduction spontanée après le vingt-quatrième jour. — *Nouveau Montpellier médical* t. I, janvier-juin, 1892.)

Marie P, dix-neuf ans, domestique, entre le 3 mai 1892 dans le service de M. le professeur Grynfeltt, pour hémorragies et pertes blanches apparues depuis huit mois à la suite d'un accouchement. Un premier accouchement qui remonte à quatre ans a été normal. A la suite du deuxième accouchement se produit une douleur vive et une hémorragie assez sérieuse au moment où la sage-femme tirait sur le cordon pour extraire le délivre. L'inversion est méconnue pendant huit mois. Le diagnostic est établi lors de son entrée à l'hôpital.

Du 4 au 9 mai, irrigations vaginales chaudes et antiseptiques.

9 mai. — Manœuvres de réduction sous le chloroforme, mais sans succès. Introduction d'un ballon de Champetier de Ribes.

10. — On est obligé de diminuer le contenu du ballon à cause de douleurs. On le remplace par le pessaire à air de Gariel.

27. — Pas de modification du côté de l'utérus.

3 juin. — La tumeur a diminué de volume, mais n'a pas de tendance

à la réduction. Il y a vingt-quatre jours que le ballon a été introduit pour la première fois.

On commence à désespérer. On réintroduit cependant le ballon jus-qu'au 9 juin, quitte à pratiquer l'ablation de l'utérus inversé, si à cette date la réduction ne s'est point opérée. Pas de phénomène parti-culier faisant soupçonner la réduction.

9 juin. — On anesthésie la malade, et, au moment de commencer l'o-pération, on s'aperçoit que l'utérus est à sa place.

DEUXIÈME SÉRIE

CAS OU L'ON A EU RECOURS AUX MÉTHODES SANGLANTES

Observation I

(GOTTSCHALK, Inv. spontanée de l'ut. par tumeur.— *Arch. f. Gynak.*, 1895)

Femme atteinte d'inversion utérine avec fibrome. On fit l'ablation du fibrome, puis l'hystérectomie.

Observation II

(BRUNTZEL, Inv. ut. à puerpérale. — *Archiv. f. Gynak.*, Bd. XIII)

Premier cas. — Inversion due à un fibrome. Le renversement de l'utérus resta méconnu ; ce ne fut qu'après l'ablation de la tumeur qu'on s'aperçut que la moitié supérieure de l'utérus avait été enlevée avec elle. L'amputation avait consisté dans la ligature suivie d'exci-sion. Guérison.

Deuxième cas. — Inversion due à un fibrome. Le renversement fut diagnostiqué avant l'opération.

Dans ces deux cas, les contractions utérines qui avaient produit l'inversion de l'organe en même temps que l'expulsion de la tumeur dans le vagin avaient été provoquées par la dilatation du col, produite elle-même par l'introduction d'une sonde dans la cavité utérine et par l'ad-ministration de seigle ergoté. Même opération que dans le cas précé-dent et guérison.

des inversions chroniques, nous sommes persuadé que cette manœuvre, très utile souvent dans le courant d'un autre traitement, sera, souvent aussi, inutile d'emblée; et si nous croyons bon de commencer par là, ce n'est pas tant à cause d'un succès possible, que pour nous rendre un compte un peu plus exact de l'état de l'utérus et surtout de l'état de l'anneau de stricture et des annexes. Le taxis ne réduira pas toujours, mais il complètera toujours plus ou moins le diagnostic au point de vue des difficultés ultérieures.

Le taxis a échoué. Que faire ? A une lésion chronique, à des adhérences anciennes probables, nous devons opposer une force douce, continue et prolongée. Des appareils nombreux ont été inventés dans ce but, mais, bien qu'ils aient tous une certaine valeur et quelques succès à leur actif, nous croyons devoir en passer sous silence un certain nombre pour en venir de suite à ceux qui sont d'un usage fréquent. Les Anglais nous offrent le « repositor d'Aveling » que nous avons vu employé plusieurs fois. Nous avons en France le pessaire à air de Gariel et le ballon de Champetier de Ribes, et nous devons aux Allemands le colpeurynter de Braun.

L'application des appareils doit être continue et n'a de contre-indications que les douleurs parfois trop violentes provoquées chez la patiente par une tension trop forte que l'on peut diminuer jusqu'à la rendre tolérable. Ils doivent cependant être enlevés tous les jours pour permettre de laver le vagin et de vider le rectum et la vessie. L'emploi des appareils peut être, croyons-nous, fortement secondé par un moyen sur lequel on ne nous paraît pas avoir assez insisté : nous voulons parler des douches chaudes. Pourquoi, en effet, quand l'utérus inversé depuis longtemps, modifié dans sa structure et fixé dans sa situation anormale par des adhérences plus ou moins fortes, oppose à la réduction une résistance trop considérable, pourquoi ne pas essayer par tous les moyens de

4

réaliser les conditions dans lesquelles il a pu s'inverser? Or nous savons que, de ces conditions, la plus sérieuse peut-être est sa distension et son ramollissement. Eh bien! les douches chaudes dirigées tous les jours sur son corps au moment, par exemple, où on fait le lavage du vagin, nous paraissent bien faites pour arriver à ce résultat, en facilitant la circulation de l'organe et en le faisant diminuer de volume.

Nous avons vu qu'il y a des cas où la mobilité de l'organe a été une cause sérieuse d'échec, c'est pour remédier à cet inconvénient qu'ont été inventés la cupule de H. Mary et l'appareil en caoutchouc en forme d'entonnoir de Kocks. Nous ne croyons pas qu'il soit indispensable dans ces cas d'avoir recours à des appareils spéciaux, et nous pensons que le tamponnement des culs-de-sac vaginaux suffira la plupart du temps.

Un fait que nous avons constaté quelquefois, c'est la production d'incidents physiologiques (règles) ou pathologiques (hémorragies, etc.) dans le cours d'un traitement qui avait déjà donné un résultat partiel. Il ne faut pas oublier alors qu'il est permis de s'arrêter, mais pas de reculer; et que ce qui est acquis doit rester acquis. Le tamponnement simple du vagin pratiqué avec douceur permettra d'obéir à ce principe.

Enfin, il est un moyen accessoire qui trouve son indication quand la partie est déjà gagnée ; c'est l'emploi de l'ergotine, qui, en faisant contracter en masse l'utérus déjà réduit, permettra d'éviter une réinversion plus ou moins prochaine.

Telle est, croyons-nous, la conduite que l'on doit tenir en présence de l'inversion chronique, conduite qui mènera presque toujours le chirurgien au succès. Nous sommes heureux, en terminant ce chapitre, de constater que nos conclusions sont en harmonie parfaite avec l'opinion de quelques maîtres autorisés tels que Durhssen et Pozzi. « Le traitement opératoire du renversement ancien de l'utérus, a dit le premier, reste limité à très peu de cas. On obtient des résultats presque absolument certains en continuant le tamponnement vaginal pendant des semaines au moyen d'un colpeurynter rempli d'eau. » Et Pozzi : « La pression continue sur la tumeur constitue le moyen curatif par excellence de l'inversion utérine. Continué avec patience, il triomphera presque dans tous les cas ; Hofmeier ne l'a jamais vu échouer. »

Il nous reste, pour en finir avec le traitement de l'inversion, à nous occuper des inversions dues à un ou à plusieurs fibromes, et, ici, nous ferions volontiers une division entre le polype sous-muqueux et plus ou moins pédiculé, d'une part, et, d'autre part, les fibromes interstitiels et sous-péritonéaux. Dans le premier cas, le traitement est bien simple : ablation des fibromes ; la réduction s'obtiendra ensuite rapidement dans la plupart des cas, plus facilement même, croyons-nous, que l'inversion puerpérale, puisqu'ici on supprime d'emblée la cause de l'inversion. Dans le second cas, il nous semble que c'est à l'hystérectomie qu'il faut s'adresser.

Nous disions, dans notre introduction, qu'il ne faut jamais être absolu en médecine. On s'éloigne, en effet, de la vérité dès qu'on se rapproche de l'absolutisme. Il est un certain nombre de cas, croyons-nous, où toutes les tentatives de réduction, même les mieux dirigées, n'aboutissent qu'à un échec, et, pour nous rendre compte de ces causes possibles d'échec, nous ne saurions mieux faire que de nous rapporter à l'excellente thèse de Paris, du docteur Brasseur, qui est intitulée : « De l'hystérectomie vaginale dans l'inversion utérine irréductible. » Cet auteur, qui commence cependant par nous dire que « l'inversion puerpérale devenue chronique et irréductible est une affection d'une extrême rareté », nous donne plus tard les causes suivantes d'irréductibilité. 1° « Congestion de l'organe allant jusqu'à la formation de tissus fibreux, et qui peut être due à la contraction spasmodique du col. » Sans nier cette cause d'irréductibilité, nous

voudrions bien savoir si, dans ce cas, les douches chaudes
dont nous avons parlé ne modifieraient pas suffisamment
l'état des choses. 2° « Il y a des cas, dit-il, où la réduction ne
pouvant être maintenue, à cause du manque de contractilité
de l'utérus, est inutile. » La chose est possible; mais, avant
de déclarer la partie perdue, nous aurons recours, dans ce
cas, au tamponnement prolongé du vagin, aux injections
chaudes intra-utérines et aux injections sous-cutanées
d'ergoline. Une troisième cause est constituée par les adhérences de l'organe à ce qu'il renferme dans sa cavité actuelle.
L'auteur ajoute, à ce propos, qu'il y a eu des accidents
mortels, même par les manœuvres douces. Nous attribuons
à cette cause une plus grande valeur qu'à toutes les autres.
L'auteur nous parle enfin de mobilité excessive de l'utérus.
Il est certain que, dans ce cas, mieux vaut peut-être recourir
d'emblée à l'hystérectomie que de passer par la réduction,
qui devrait être forcément suivie d'hystéropexie.

Avant de terminer notre étude sur le traitement conservateur de l'inversion utérine chronique, nous voudrions bien
émettre un vœu : ce serait que quelqu'un s'occupât de ce que
devient, au point de vue anatomique, physiologique et pathologique, l'utérus inversé, puis réduit. Quel sort lui est réservé?
Peut-il redevenir gravide? Et, dans ce cas, quelle sera sa
tendance ultérieure à l'inversion? Après le traumatisme,
cependant peu considérable dans la réduction, n'a-t-il pas une
tendance trop marquée à faire du néoplasme? Toutes questions dont la solution nous intéresserait vivement et jugerait
l'importance pratique du traitement conservateur.

CHAPITRE IV

RÉSUMÉ ET CONCLUSIONS

Comme nous le disions au commencement de notre travail, les quatre-vingts observations d'inversion chronique de l'utérus que nous avons recueillies dans la littérature médicale doivent être divisées en deux groupes.

Au premier appartiennent les faits dans lesquels la réduction de l'utérus inversé a été obtenue par des manœuvres de taxis ou, plus souvent, par une pression exercée sur le fond de l'organe à l'aide d'un tamponnement de gaze, d'un pessaire à air, d'un pessaire à eau, d'un appareil spécial, placés dans le vagin (traitement conservateur).

Dans le deuxième entrent les observations dans lesquelles on a, après ou sans essais préalables de réduction, pratiqué l'ablation de l'utérus.

L'examen des faits du premier groupe nous montre :

a) Que l'on peut compter sur le traitement conservateur pour obtenir la réduction de l'utérus inversé ;

b) Que, quelle que soit l'origine de l'inversion (puerpérale ou apuerpérale), cette réduction de l'utérus peut-être obtenue ;

c) Que l'ancienneté de l'inversion n'exclut pas la posssibilité du succès ;

d) Qu'enfin, lorsqu'on a eu recours à la compression exercée sur le fond de l'utérus, cette compression a eu besoin dans quelques cas d'être longtemps continuée.

L'examen des faits de la seconde catégorie est aussi des plus instructifs : En les soumettant à une critique minutieuse, on acquiert cette conviction que, pour bon nombre d'entre eux, l'intervention radicale eût pu et eût dû faire place au traitement conservateur. Nous y voyons, en effet :

a) Que, dans quelques cas, l'opérateur a eu recours d'emblée à l'hystérectomie ;

b) Que, pour la plupart des cas où l'hystérectomie a succédé à l'emploi des moyens de réduction, ceux-ci ont été ou imparfaitement appliqués ou, et surtout, trop rapidement déclarés insuffisants.

Sans doute, il y aura des inversions chroniques de l'utérus réellement irréductibles et, partant, passibles du traitement radical. Mais nous sommes convaincu que leur nombre doit être bien restreint.

De l'étude à laquelle nous venons de nous livrer, nous avons voulu surtout dégager les deux conclusions suivantes :

1° Dans l'immense majorité des cas, on peut obtenir à l'aide des moyens de douceur la réduction de l'utérus inversé, alors même que cette inversion remonte à une date éloignée : c'est dire qu'on doit toujours commencer par eux le traitement;

2° La réduction de l'utérus inversé demande parfois un temps fort long pour se produire : il faut donc savoir ne pas se décourager trop tôt et continuer avec persévérance l'emploi des moyens de réduction.

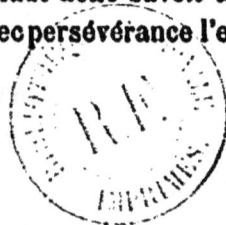

BIBLIOGRAPHIE

Denucé. — Traité de l'inversion utérine.
Duplay et Reclus. — Traité de chirurgie.
Tillaux. — Traité de chirurgie clinique.
Auvard. — Traité d'accouchements.
    — Traité de gynécologie.
Pozzi. — Traité de gynécologie.
Charpentier. — Traité des accouchements.
Sinety (L. de). — Traité pratique de gynécologie.
Centralblat f. Gynak. (passim).
Répertoire universel des nouvelles archives d'obstétrique et de gynécologie (passim).
Archives de tocologie (passim).
Wratch (passim).

Vu et permis d'imprimer :

Montpellier, le 18 juillet 1896.

Pour le Recteur :

L'Inspecteur d'Académie délégué,

L. YON.

Vu et approuvé :

Montpellier, le 18 juillet 1896.

Le Doyen,

MAIRET.

SERMENT

En présence des Maîtres de cette Ecole, de mes chers condisciples et devant l'effigie d'Hippocrate, je promets et je jure, au nom de l'Être suprême, d'être fidèle aux lois de l'honneur et de la probité dans l'exercice de la médecine. Je donnerai mes soins gratuits à l'indigent, et n'exigerai jamais un salaire au-dessus de mon travail. Admis dans l'intérieur des maisons, mes yeux ne verront pas ce qui s'y passe, ma langue taira les secrets qui me seront confiés, et mon état ne servira pas à corrompre les mœurs ni à favoriser le crime. Respectueux et reconnaissant envers mes Maîtres, je rendrai à leurs enfants l'instruction que j'ai reçue de leurs pères.

Que les hommes m'accordent leur estime, si je suis fidèle à mes promesses! Que je sois couvert d'opprobre et méprisé de mes confrères, si j'y manque!

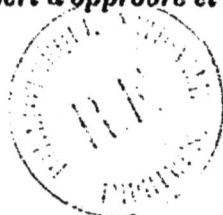

180

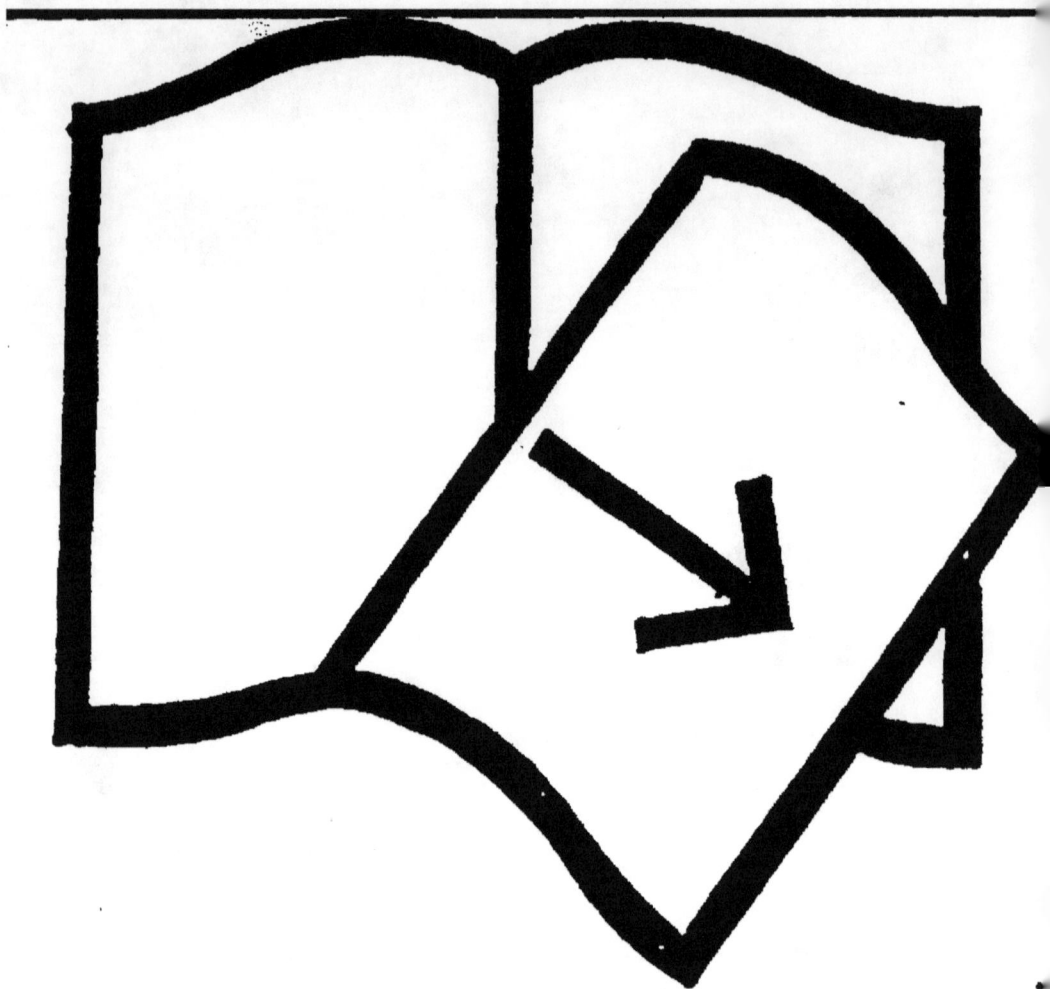

Documents manquants (pages, cahiers...)
Nº Z 43-120-13

www.ingramcontent.com/pod-product-compliance
Lightning Source LLC
Chambersburg PA
CBHW070829210326
41520CB00011B/2185